ADHD

GUIDA ALLA COMPRENSIONE E ALLA GESTIONE DELL'ADHD

AMANDA ALLAN

CONTENTS

INTRODUZIONE

Probabilmente avrete sentito qualcuno dire: "Scusa, è solo la mia ADHD", o forse l'avete detto voi stessi quando vi siete distratti o avete avuto difficoltà a concentrarvi sul lavoro. Quando si pensa all'ADHD, la maggior parte delle persone immagina un ragazzo che saltella in classe, incapace di stare fermo. Tuttavia, l'ADHD non è solo un problema di concentrazione, di immobilità e di attenzione.

ADHD sta per disturbo da deficit di attenzione e iperattività. Il *Manuale diagnostico e statistico dei disturbi mentali (quinta edizione con revisione del testo)*, o *DSM-V-TR*, è l'attuale standard di riferimento per la diagnosi di tutti i disturbi mentali conosciuti e riconosciuti negli Stati Uniti. È anche quello a cui io, e la maggior parte dei professionisti che lavorano con l'ADHD, facciamo riferimento quando parliamo di sintomi e diagnosi.

L'ADHD è un disturbo del neurosviluppo associato a impulsività, disattenzione e comportamento iperattivo. Questo può causare tensioni e disagi in molti contesti diversi. Ciò è dovuto a una disfunzione esecutiva, ovvero le parti del cervello responsabili della pianificazione, del processo decisionale e dell'esecuzione delle azioni non funzionano come dovrebbero. In un certo senso, le persone con ADHD non hanno gli stessi filtri per gli stimoli in entrata e le azioni in uscita delle persone neurotipiche. Questo fa sì che si distraggano facilmente, che sia più difficile concentrarsi e che a volte sia più difficile "controllare" consapevolmente il proprio comportamento. Il loro cervello sta semplicemente elaborando molte più informazioni contemporaneamente rispetto ai neurotipici e, a seconda della teoria che si segue, a un ritmo molto più veloce o molto più lento.

Non è un segreto che le opinioni sull'ADHD siano molto discordanti. Un gruppo ritiene che si tratti di un pretesto per somministrare farmaci a bambini "pigri" e "non cresciuti bene" per renderli "più facili da gestire" da parte di insegnanti oberati di lavoro in sistemi educativi poco sviluppati. Un altro gruppo, invece, si schiera a favore dell'ADHD e ritiene che si tratti di un disturbo degno di essere riconosciuto, con cause certe, anche se poco chiare, a cui gli individui non possono porre rimedio. Inoltre, c'è un forte disaccordo sull'uso del Ritalin per trattare le persone con ADHD, in particolare i bambini.

Potreste riconoscere alcune rappresentazioni dell'ADHD nei media popolari. Uno degli esempi più evidenti è Bart Simpson, a cui è stata addirittura prescritta della metanfetamina - non diversa dal Ritalin - in un episodio del 1999 de *I Simpson* intitolato "Il piccolo aiutante del fratello". Altri esempi sono Robin del popolare show di Netflix *Stranger Things*, la cui ADHD si rivela molto utile, e Stiles di *Teen Wolf*, che è il manifesto del tipo iperattivo-impulsivo di ADHD. Questi personaggi spesso fungono da commento sociale - o da sollievo comico - nonostante il fatto che le persone con ADHD spesso lottino seriamente con il funzionamento quotidiano. Una rappresentazione accurata della salute mentale è importante perché può contribuire a ridurre lo stigma e a normalizzare le loro azioni e i loro problemi.

In questo libro, ripercorrerò la storia dell'ADHD, come è stata riconosciuta e de-nominata e come gli approcci e i trattamenti si sono evoluti nel tempo. Discuterò anche come viene diagnosticato l'ADHD, i segni e i sintomi dell'ADHD e come differiscono tra i generi. Includerò le principali teorie attuali sulle possibili cause dell'ADHD e sul suo impatto sulla vita quotidiana. Un capitolo sulle opzioni terapeutiche per l'ADHD illustrerà in dettaglio i farmaci attualmente disponibili e le strategie utilizzate nella terapia. Infine, parlerò di come si può sostenere una persona affetta da ADHD, poiché non sempre il disturbo colpisce solo l'individuo.

Questo libro servirà come introduzione a tutti gli aspetti più importanti dell'ADHD, armandovi di una conoscenza sufficiente per capire voi stessi o chi conoscete a cui è stata diagnosticata l'ADHD. L'ultima cosa che una persona con ADHD vuole è un muro di testo intimidatorio, quindi manterrò le cose il più semplici possibile, senza saltare dettagli importanti.

È importante ricordare che l'esperienza di ognuno con l'ADHD è diversa, rispettare il percorso degli altri ed essere gentili e pazienti con se stessi se è stata diagnosticata l'ADHD.

CAPITOLO 1: BREVE STORIA DELL'ADHD

Che cos'è l'ADHD?

La quinta edizione del *Manuale diagnostico e statistico dei disturbi mentali* (*DSM*) dell'American Psychiatric Association definisce l'ADHD come "un modello persistente di disattenzione e/o iperattività-impulsività che interferisce con il funzionamento o lo sviluppo". È caratterizzata da disattenzione, iperattività e impulsività. È un disturbo del neurosviluppo, il che significa che consiste principalmente in un sistema neurologico disfunzionale che influisce sul modo in cui il cervello si sviluppa e funziona, il che può causare problemi con lo sviluppo e le funzioni sociali, intellettuali ed emotive. Per questo motivo, l'esordio è più frequente nell'infanzia, anche se, a causa delle differenze nella gravità e nell'espressione dei sintomi tra ragazzi e ragazze, i ragazzi hanno maggiori probabilità di essere diagnosticati rispetto alle ragazze.

La storia dell'ADHD

In termini più ampi di storia della psichiatria, l'ADHD è una scoperta relativamente recente. Non esistono praticamente testi o altre testimonianze, mediche o di altro tipo, che facciano riferimento ai sintomi che conosciamo come marcatori dell'ADHD prima della fine del XVIII secolo, a differenza dei riferimenti al disturbo ossessivo-compulsivo (DOC) che risalgono al Medioevo e delle menzioni di condizioni simili alla depressione che esistono da quando l'uomo ha iniziato a scrivere e a registrare informazioni. Questo, tuttavia, non significa che l'ADHD non esistesse prima del XVIII secolo, poiché esistono prove basate sulla ricerca che suggeriscono l'esistenza di una componente genetica del disturbo.

Il motivo per cui l'ADHD è stato scoperto così "tardi" è dovuto al modo di pensare della maggior parte delle persone e al fatto che in questi periodi lo stile di vita cominciava a cambiare in modo tale da rendere problematici i sintomi dell'ADHD. Prima di allora, probabilmente a causa di circostanze e contesti diversi, i comportamenti delle persone con ADHD non erano considerati un problema e quindi passavano inosservati. Le persone con ADHD non erano necessariamente consapevoli di essere diverse, quindi il trattamento non era necessario o ricercato. Fu intorno al XIX secolo che la frequenza scolastica divenne obbligatoria per legge, per proteggere i bambini dallo sfruttamento di manodopera gratuita o a basso costo, per garantire che tutti ricevessero la stessa istruzione di base e per ridurre il divario tra ricchi e poveri dando a tutti pari opportunità. La rivoluzione industriale stava anche provocando un cambiamento nel luogo di lavoro; con il tempo, la giornata lavorativa di un individuo medio non sarebbe più consistita principalmente in un lavoro fisico, in quanto le macchine si sarebbero occupate di questi compiti, ma piuttosto in un "lavoro d'ufficio" più sedentario. Queste situazioni non sono sempre le più produttive per i soggetti con ADHD e i comportamenti che prima non destavano preoccupazione diventano improvvisamente problematici e dirompenti. In poche parole, il mondo neurotipico si è evoluto e ha lasciato gli individui neurodivergenti senza supporto, aspettandosi che cambiassero o rimanessero indietro.

XVIII secolo

Melchior Adam Weikard, un medico tedesco, è stato probabilmente il primo a parlare di ADHD nella letteratura medica, poiché ha descritto molti dei sintomi di disattenzione dell'ADHD nel suo libro *Der Philosophische Arzt* del 1775. La sua raccomandazione era di allontanare l'individuo eccessivamente stimolato da tutti i rumori e gli oggetti che lo distraggono e di metterlo in una stanza tranquilla e buia per calmarsi se è iperattivo. Raccomandava inoltre un trattamento con determinati tipi di stimolazione, come bagni freddi, acqua minerale, equitazione ed esercizi ginnici per ricalibrare essenzialmente i nervi. Sebbene alcune delle sue raccomandazioni possano sembrare bizzarre, Weikard identificò correttamente che la sovrastimolazione era un fattore scatenante di alcuni sintomi.

Esiste anche un capitolo scritto da un medico scozzese, Alexander Crichton, nel suo libro del 1798 *Inquiry into the Nature and Origin of Mental Derangement*. Il capitolo intitolato "Attention and Its Diseases" (L'attenzione e le sue malattie) non solo descrive una condizione molto simile a quella che oggi conosciamo come ADHD, ma la sua visione filosofica è molto interessante e simile ai più recenti approcci psicologici all'ADHD. In questo capitolo, Crichton descrive i sintomi della disattenzione, affermando che "questi individui non sono in grado di concentrarsi in modo continuativo su un singolo argomento quando richiesto, a causa di una sorta di disfunzione interna che li porta a distrarsi da un argomento o da un'attività". L'ha definita irrequietezza mentale, un termine appropriato per i processi di pensiero degli individui con ADHD. L'iperattività non si riferisce sempre e necessariamente all'iperattività fisica; può anche riferirsi a "pensieri iperattivi". Si è inoltre lamentato di come l'ambiente si sia modificato in modo inadeguato per accogliere questi individui. Sebbene siano intelligenti e capaci, una scolarizzazione errata e un ambiente che non perdona possono portarli a comportamenti più problematici o a ribellarsi all'apprendimento nel suo complesso, invece di identificare e coltivare gli interessi e i talenti naturali che li aiutano a raggiungere il successo e la felicità.

Purtroppo, le intuizioni di Weikard e Crichton sull'ADHD o sui sintomi simili all'ADHD, per quanto in anticipo sui tempi, non sono state ampiamente riconosciute. Nel caso di Crichton, una parte significativa del suo libro era di natura filosofica e non era considerata "abbastanza scientifica".

XIX secolo

Heinrich Hoffmann era un medico tedesco che negli anni '40 del XIX secolo scrisse anche un libro per bambini intitolato *Struwwelpeter: Storie allegre e immagini divertenti*, con l'intento di intrattenere suo figlio e forse di trasmettere importanti lezioni di vita del giorno attraverso le sue poesie. Una di queste poesie parla di un bambino "selvaggio" e "birichino", chiamato Fidgety Phillip, che cavalca la sua sedia e poi cade, facendo un pasticcio (1962). Molti studiosi ritengono che il personaggio sia stato ispirato da pazienti che Hoffmann stesso aveva incontrato e che questa sia stata la prima descrizione romanzata di un personaggio con ADHD. Se la menzione di un bambino iperattivo che gioca su una sedia sia una prova sufficiente per diagnosticare l'ADHD a Fidgety Phillip è, ovviamente, discutibile, ma ci sono state abbastanza discussioni intorno alla poesia da parte di psichiatri, clinici e storici dell'ADHD da renderla degna di nota.

20° secolo

1902

George Still, uno dei primi pediatri britannici, è stato a lungo ritenuto e accettato come il primo a descrivere l'ADHD nella letteratura medica, fino a quando non sono stati scoperti gli scritti sui sintomi simili all'ADHD nel libro di testo di Weikard. Nel 1902, Still parlò dei suoi pazienti e della loro incapacità di controllarsi a causa della loro scarsa moralità, affermando che se non avessero avuto livelli normali di intelligenza, sarebbero stati considerati pazzi. In altre parole, Still

vedeva il comportamento simile all'ADHD dei suoi pazienti come una disfunzione della moralità nel cervello e il comportamento impulsivo che mostravano
era dovuto a una mancanza di coscienza. Sebbene i loro comportamenti fossero
impulsivi e apparissero iperattivi, la violenza del loro comportamento mette in
dubbio che fossero veramente affetti da ADHD secondo gli standard moderni.
I critici moderni sottolineano come le idee della moralità vittoriana abbiano
influenzato il lavoro e gli scritti di Still e siano un'indicazione della convinzione
dell'epoca che il cattivo comportamento fosse causato da un danno cerebrale.

Il lavoro di Still rimane comunque rilevante e importante per la storia
dell'ADHD, perché ha dato il via a un'attenzione particolare per i bambini con
comportamenti impulsivi, iperattivi e disattenti che erano altrimenti normali e
intelligenti. Ha dato il via al processo di identificazione dei bambini che mostravano un comportamento considerato dirompente nei contesti educativi e sociali.
Inoltre, divenne sempre più importante per gli organi amministrativi e legislativi
poter classificare i bambini come "capaci", cioè neurotipici, e "incapaci", cioè
quelli con disabilità intellettive e di apprendimento, per separarli e tenere gli
"incapaci" lontani dalla società sotto forma di manicomi. Ma poiché i bambini
con ADHD non rientrano in nessuna delle due categorie, è stata necessaria una
nuova categoria.

1917-1920

Nel periodo 1917-1918 si verificò un'epidemia di *encefalite letargica*, nota anche come "malattia del sonno". Molti bambini sopravvissuti alla malattia del
sonno e alla pandemia influenzale del 1919-1920 presentavano sintomi simili a
quelli dell'ADHD e, per molto tempo, si è pensato che qualsiasi sintomo simile
all'ADHD fosse dovuto a un danno cerebrale e il fenomeno è stato chiamato
disturbo del comportamento post-encefalitico. In realtà, le infezioni avevano
causato un qualche tipo di danno o infiammazione delle parti del cervello responsabili della cognizione, con conseguente comportamento impulsivo, aggressivo e
iperattivo.

1930s

Negli anni '30, lo psichiatra Charles Bradley utilizzava un processo doloroso (e fortunatamente superato) chiamato pneumoencefalografia per realizzare le radiografie della testa dei suoi pazienti. Il processo prevedeva il drenaggio di una grande quantità di liquido cerebrospinale che circonda il cervello dalla testa dei pazienti e la successiva sostituzione del liquido con ossigeno o elio per rendere più chiare le radiografie effettuate. Prescrisse ai suoi pazienti un'anfetamina, la benzedrina, per stimolare la rigenerazione dei fluidi spinali. Gli insegnanti della Casa di Bradley iniziarono a notare che i bambini che avevano ricevuto la Benzedrina ottenevano risultati migliori a scuola e si comportavano meglio. Bradley iniziò a trattare regolarmente i bambini con la benzedrina e pubblicò i suoi risultati sull'*American Journal of Psychiatry*. Nonostante la cosiddetta svolta dell'epoca, ci vollero 25 anni prima che le anfetamine venissero ampiamente utilizzate per il trattamento dell'ADHD. Il motivo è che i pazienti di Bradley erano considerati "malati", quindi il trattamento era visto come tangenziale. Inoltre, negli anni '30 non c'era un'apparente necessità di trattare l'ADHD, poiché le persone non ne conoscevano ancora l'esistenza.

1950s

Negli anni Cinquanta, l'ADHD ha iniziato a diventare un problema per la società e il sistema educativo, a causa dei cambiamenti nella visione di ciò che era considerato "normale". I soggetti affetti da ADHD hanno iniziato a difendere se stessi e, in ultima analisi, ad avviare il processo di riconoscimento dell'ADHD da parte degli operatori sanitari.

1952

La prima edizione del *DSM* è stata pubblicata nel 1952 dall'American Psychiatric Association (APA), ma non menzionava l'ADHD.

1955

Il Ritalin, uno psicostimolante contenente metilfenidato, è stato approvato dalla Food and Drug Administration (FDA) nel 1955. La comunità scientifica lo considerava un farmaco miracoloso, un "toccasana" per molte patologie psichiatriche, tra cui l'energizzazione di pazienti anziani affetti da depressione.

1957

Nel 1957 furono pubblicati due importanti lavori: uno di Maurice Laufer ed Eric Denhoff e l'altro di Gerald Solomons. Questi documenti descrivevano una condizione chiamata "disturbo da impulsi ipercinetici". Nella loro ricerca, Laufer e Denhoff si concentrarono principalmente sul modo in cui l'iperattività influiva sul rendimento scolastico e raccomandarono il trattamento con psicostimolanti come il Ritalin. Per quanto riguarda la causa di questa "forma precoce di ADHD", hanno ipotizzato che le difficoltà durante la gravidanza e il parto, così come i fattori emotivi nella prima infanzia, fossero la causa probabile. Ciò che è cambiato con la pubblicazione di questi documenti è che le persone non consideravano più l'ADHD come una condizione di cui soffrivano solo i bambini con lesioni cerebrali, ma che poteva colpire anche i bambini normali.

Fine anni '50

Per aiutare gli insegnanti e gli operatori sanitari a identificare e sostenere i bambini con problemi di salute mentale che hanno difficoltà con i compiti scolastici, si decise che era necessario un mediatore. Fu così che nacque la figura del consulente scolastico. Per quanto riguarda l'ADHD, aiutavano a identificare i bambini affetti da ADHD e consigliavano ai genitori un ulteriore trattamento. Inoltre, monitorava il rendimento scolastico degli studenti con ADHD, fornendo assistenza ed eventualmente orientamento professionale e universitario una volta terminata la scuola.

Lo scopo del consulente scolastico era quello di identificare i problemi dei bambini e di essere una rete di sicurezza per catturarli quando vacillavano. In questo modo si è alleggerito un po' il peso degli insegnanti che, prima dell'introduzione del consulente scolastico, dovevano in qualche modo ricoprire questo ruolo.

1960s

Negli anni '60 il Ritalin veniva prescritto attivamente per il trattamento dell'ADHD, ma il suo uso per i pazienti schizofrenici e depressi è rapidamente diminuito.

L'ADHD è diventato uno dei principali obiettivi della ricerca ed è stato infine riconosciuto nel *DSM-II* come "reazione ipercinetica dell'infanzia" nel 1968.

Tuttavia, a causa dei vaghi criteri diagnostici disponibili all'epoca, quasi tutti i bambini che mostravano un qualsiasi tipo di comportamento iperattivo o di disturbo venivano diagnosticati con l'ADHD, anche se una certa quantità di disattenzione, impulsività, attività ipercinetica e comportamento di disturbo è tipica dei bambini in via di sviluppo. Il termine divenne anche una "scusa", un termine popolare usato per spiegare la cattiva educazione dei genitori, e negli anni '60 negli Stati Uniti l'ADHD era quasi un'epidemia.

La necessità degli Stati Uniti di superare la concorrenza dell'Unione Sovietica durante la Guerra Fredda e l'aumento dell'automazione di molte industrie hanno portato a un maggiore bisogno di persone con elevate prestazioni accademiche rispetto a lavoratori qualificati. Questo cambiamento culturale ha avuto l'impatto più profondo sulla ricerca e sul trattamento dell'ADHD.

Dopo che l'Unione Sovietica lanciò i due satelliti Sputnik nello spazio, i politici, gli scienziati e l'esercito americani incolparono il sistema educativo di non fornire un numero sufficiente di membri della società altamente intelligenti e competenti in matematica, fisica, lingue multiple e ingegneria. Questo ha portato allo sviluppo di un ambiente accademico intollerante verso gli scarsi risultati scolastici e a politiche più severe, e improvvisamente i timidi studenti più brillanti sono stati valorizzati rispetto agli studenti più attivi e "meno intelligenti".

Le giornate scolastiche si sono allungate, i programmi di studio sono diventati più intensivi e sono stati distribuiti più compiti a casa, creando uno spazio molto difficile da gestire per la maggior parte dei bambini, indipendentemente dal fatto che siano neurodivergenti o meno. Queste esigenze elevate hanno aumentato la pressione e lo stress sui bambini, con pochi accorgimenti e poca compassione per coloro che avevano difficoltà. Fino agli anni Cinquanta, gli studenti che avevano difficoltà accademiche abbandonavano la scuola per trovare un lavoro, di solito fisico, a cui erano più adatti, ma le nuove leggi proibivano agli studenti di abbandonare la scuola prima di una certa età e si stavano riducendo le opportunità di lavoro non qualificato e persino qualificato.

Ancora oggi, l'ADHD è fortemente associato a uno scarso rendimento scolastico, nonostante i soggetti affetti da ADHD siano intelligenti quanto i loro coetanei neurotipici, poiché la struttura generale del sistema educativo non è cambiata e si dà ancora molta importanza ai risultati accademici e alle qualifiche universitarie.

La nascita della generazione del baby boom (individui nati tra il 1946 e il 1964) ha dato il via al ciclo di aule sovraffollate e di scuole sottofinanziate e con poco personale. Un gran numero di bambini entrava improvvisamente nel sistema educativo e la donna moderna cercava altre vie di lavoro oltre all'insegnamento e all'assistenza. L'aumento della frequenza scolastica, i problemi di carenza di personale e la mancanza di fondi portarono a forti tensioni e a una maggiore intolleranza verso i "comportamenti problematici", rendendo i bambini con ADHD bersagli sfortunati di azioni disciplinari. Negli anni Sessanta si pensava che i bambini problematici dovessero essere identificati, diagnosticati e trattati per conformarsi agli standard neurotipici.

1970s

Durante gli anni '70, il panico da ADHD continuò a crescere, ma con la fine della Guerra Fredda e sulla scia della Guerra del Vietnam, la necessità di "studenti migliori" continuò, questa volta per combattere il terrorismo e mantenere la posizione degli Stati Uniti come gigante economico e politico. Invece di competere solo con i sovietici, gli scolari si trovavano ora a competere anche con studenti cinesi, indiani e brasiliani.

1980

Nella terza edizione del *DSM*, la "reazione ipercinetica dell'infanzia" è stata rinominata disturbo da deficit di attenzione (ADD) nel 1980. L'ADD è stato ulteriormente suddiviso in due sottotipi, ADD con iperattività e ADD senza iperattività. La ricerca sull'ADHD continuò, poiché le preoccupazioni che lo circondavano erano destinate a rimanere. La comprensione dell'ADHD è migliorata al di fuori del settore sociale e accademico, mentre i genitori, il governo e le aziende farmaceutiche hanno fatto pressione per un intervento farmaceutico.

1987

Nel 1987, l'APA ha rivisto il *DSM-III* e ha cambiato il nome di ADD in ADHD, includendo un elenco di sintomi e tre sottotipi identificati. I sottotipi sono ADHD di tipo combinato, ADHD di tipo prevalentemente disattento e ADHD di tipo prevalentemente iperattivo e impulsivo. Questa definizione è rimasta invariata in ogni edizione successiva.

1994

Nel 1994 è stato pubblicato il *DSM-IV* con una sezione aggiornata sull'ADHD per riflettere in modo più accurato la ricerca dell'epoca e fornire linee guida più specifiche per aiutare a diagnosticare le persone senza sovra-diagnosticare.

21° secolo

2013-2022

La quinta edizione del *DSM* è stata pubblicata nel 2013 e, come le precedenti, è stata aggiornata per essere più accurata in base alle più recenti ricerche sull'ADHD. Nel 2022 è stata pubblicata una versione Text Revision del *DSM-V* per correggere le informazioni obsolete.

Il panico intorno all'ADHD si è un po' attenuato, mentre è aumentata la controversia sul fatto che si tratti di un vero e proprio disturbo mentale. Nel corso del tempo sono state avanzate varie teorie, tra cui quella che l'ADHD sia una scusa per i genitori per sottrarsi alle responsabilità disciplinari, un motivo per cui gli insegnanti non riescono a controllare meglio le loro classi o una condizione fittizia creata dalle aziende farmaceutiche per fare più soldi. Queste teorie hanno reso le persone più scettiche nei confronti dell'ADHD nel suo complesso. Si iniziò anche a criticare l'uso di psicostimolanti per il trattamento dei bambini, che spesso venivano somministrati fin dalla più tenera età, nonostante i numerosi e terribili effetti collaterali.

Anche l'abuso di metilfenidato si è diffuso: alcuni lo usano come soppressore dell'appetito per perdere peso, mentre gli studenti universitari lo usano per studiare più a lungo e per affrontare gli orari rigorosi della vita universitaria. A causa dei suoi effetti stimolanti e del suo potenziale di dipendenza, il metilfenidato è diventato anche una droga ricreativa.

Il lato positivo è che il processo diagnostico è diventato più raffinato per evitare diagnosi errate di bambini che sono semplicemente energici o disattenti entro i limiti della norma. Ulteriori criteri garantiscono l'esclusione di altre condizioni con sintomi simili di disfunzione cognitiva, come l'autismo, i disturbi d'ansia e i disturbi da tic, prima di diagnosticare una persona con ADHD.

Anche il trattamento è migliorato, con una maggiore attenzione alla terapia, ai cambiamenti dello stile di vita e alla gestione dei fattori ambientali, oltre a una più ampia varietà di farmaci disponibili.

Le opinioni sull'ADHD sono ancora controverse, in particolare per quanto riguarda il timore di diagnosticare inutilmente bambini che rientrano in un range di comportamento normale, i farmaci utilizzati per il trattamento dell'ADHD e le cause dell'ADHD.

La pandemia COVID-19

Nessun resoconto storico sarà completo senza parlare della pandemia COVID-19 scoppiata nel 2020. Non solo ha avuto un impatto significativo sull'assistenza sanitaria, sull'economia e sulla sicurezza del lavoro per molti, ma ha anche avuto un immenso effetto primario e secondario sulla salute mentale in tutto il mondo. Molte persone hanno sviluppato depressione e ansia durante questo periodo, sia a causa della pandemia stessa che delle restrizioni imposte da alcuni governi.

Con le chiusure in tutto il mondo e il divieto di interagire faccia a faccia, le persone con ADHD non hanno avuto accesso alle loro reti di supporto abituali, come la scuola, la famiglia e la terapia. Inoltre, le persone non potevano rivolgersi ai servizi per ottenere una diagnosi, e i tempi di attesa erano molto lunghi prima che potessero ricevere le cure di cui avevano bisogno.

Man mano che le persone si sono rese conto che la pandemia non si sarebbe esaurita in un mese o due, è stato necessario fare nuovi piani per quanto riguarda l'istruzione, le consultazioni e il lavoro. Molti si sono rivolti ai servizi online per interagire a distanza. Purtroppo, le persone che vivevano in aree rurali o in Paesi in via di sviluppo o che non avevano un accesso affidabile a Internet erano svantaggiate.

Per quanto riguarda l'istruzione, la transizione è stata difficile perché non c'era lo stesso livello di interazione tra studente e insegnante e molti insegnanti hanno dovuto improvvisare per adattare il loro programma al nuovo formato. Gli insegnanti hanno anche svolto un ruolo importante nella valutazione dei sintomi dell'ADHD, valutando il rendimento scolastico e il comportamento a scuola, ma questo non era più possibile e i genitori hanno dovuto assumersi questo compito. Senza gli orari e i confini dell'ambiente scolastico, i bambini con ADHD correvano un rischio ancora maggiore di rimanere indietro se i genitori non facevano un passo per adottare un nuovo programma adatto e guidarli. Per molti versi, questo potrebbe essere visto come un aspetto positivo, in quanto alcuni bambini neurodivergenti prosperavano lontano dalle distrazioni di un ambiente scolastico ed erano ora in grado di lavorare al proprio ritmo senza le pressioni temporali solitamente associate alla scuola.

Allo stesso modo, il posto di lavoro è cambiato radicalmente in questo periodo, poiché le politiche aziendali hanno permesso a molti dipendenti di lavorare da casa. Per gli adulti con ADHD, un orario più flessibile era vantaggioso, in quanto potevano lavorare al proprio ritmo e spostarsi senza temere di essere giudicati o criticati per "non lavorare". Anche l'eliminazione delle distrazioni in ufficio, come il rumore e i colleghi, ha migliorato la produttività di molti. Per altri, invece, l'eliminazione della struttura ha reso quasi impossibile concentrarsi sul lavoro e rispettare le scadenze.

L'accesso ai farmaci è diventato difficile anche perché l'accesso ai medici prescrittori è stato limitato alle sole emergenze e in alcuni Paesi si sono verificate carenze di alcuni farmaci a causa di ritardi nelle spedizioni e nella produzione. Nei casi in cui l'ADHD doveva essere trattata medicalmente perché l'alternativa avrebbe avuto un risultato più negativo, ai medici è stato consigliato di prescrivere senza bisogno di un consulto di persona. Naturalmente si trattava di una misura temporanea per far fronte a circostanze insolite. L'aumento delle dosi, tuttavia, era sconsigliato fino a quando i pazienti non avessero potuto valutare di persona la funzionalità cardiaca.

CAPITOLO 2: DIAGNOSI E SINTOMI

Diagnosi di ADHD

I metodi utilizzati per diagnosticare l'ADHD sono ancora in discussione, ma qui discuteremo i criteri diagnostici secondo il *DSM-V-TR*, la principale linea guida per le condizioni psichiatriche negli Stati Uniti e in altri Paesi. La *Classificazione Internazionale delle Malattie*, giunta alla sua 11a revisione (*ICD-11*), è preferita in Europa ed è stata creata dall'Organizzazione Mondiale della Sanità (OMS). Discuteremo brevemente le differenze tra il *DSM-V-TR* e l'*ICD-11* e gli altri strumenti diagnostici attualmente utilizzati da psichiatri, psicologi e altri specialisti. I sintomi dell'ADHD saranno discussi insieme alla diagnosi, poiché sono fondamentali per il processo diagnostico.

DSM-V-TR

Secondo il *DSM-V-TR*, l'ADHD può essere diagnosticata solo se esiste un modello di disattenzione e/o iperattività e impulsività e se questo modello è persistente. Almeno sei sintomi di disattenzione e/o sei sintomi di iperattività e impulsività devono essere persistenti per sei mesi e devono disturbare il normale funzionamento sociale e accademico. Per i soggetti di età superiore ai 17 anni, sono necessari almeno cinque sintomi per la diagnosi.

I sintomi della disattenzione sono:

- errori di disattenzione e incapacità di concentrarsi sui dettagli.

- difficoltà a rimanere concentrati per lunghi periodi.

- sembra che non ascolti quando gli si parla e che sia disattento durante le conversazioni.

- difficoltà a seguire le istruzioni e a portare a termine progetti o compiti.

- problemi di organizzazione, definizione delle priorità e rispetto delle scadenze.

- evitare i lavori che non sono interessanti e/o che richiedono lunghi periodi di concentrazione costante.

- dimenticando e smarrendo spesso le cose.

- distrarsi facilmente dagli stimoli esterni e interni, come suoni, colori e linee di pensiero.

- dimenticanza di cose come appuntamenti, nomi, attività e informazioni correlate.

I sintomi dell'iperattività e dell'impulsività sono:

- agitazione e incapacità di stare seduti o in piedi.

- difficoltà a rimanere seduti per lunghi periodi.

- preferisce correre e arrampicarsi, anche in situazioni in cui lo si ritiene inopportuno; negli adolescenti e negli adulti, questo può presentarsi come una sensazione di irrequietezza.

- incapacità di svolgere attività in modo tranquillo.

- spesso in movimento e in movimento.

- parlare molto.

- interrompere spesso gli altri mentre parlano o nel bel mezzo di un'attività o di un compito.

- impazienza e problemi di attesa.

- rispondere prima che la domanda sia stata completata.

I fattori da tenere in considerazione sono se i sintomi si sono manifestati prima dei 12 anni, se i sintomi sono presenti in più di un contesto (per esempio, non solo a scuola, ma anche a casa), se i sintomi interferiscono con il normale funzionamento quotidiano, come il completamento dei compiti e la capacità di stringere amicizie, e se i sintomi non sono causati dalla schizofrenia, da un episodio psicotico o da un altro disturbo mentale.

Esistono tre sottotipi di ADHD che possono essere ulteriormente classificati come lievi, moderati e gravi. I tre sottotipi sono:

- ADHD di tipo prevalentemente disattentivo: sei o più sintomi di disattenzione e meno di sei sintomi di iperattività e impulsività sono stati persistentemente presenti negli ultimi sei mesi.

- ADHD di tipo prevalentemente iperattivo-impulsivo: sei o più sintomi di iperattività e impulsività e meno di sei sintomi di disattenzione sono stati persistentemente presenti negli ultimi sei mesi.

- ADHD di tipo combinato: sei o più sintomi di disattenzione e sei o più sintomi di iperattività e impulsività sono stati persistentemente presenti negli ultimi sei mesi.

Le fasce di gravità sono:

- Lieve - i sintomi causano solo lievi disturbi nel funzionamento quotidiano.

- Moderato - i sintomi causano un'alterazione del funzionamento quotidiano non del tutto lieve, ma nemmeno grave.

- Grave - i sintomi hanno un impatto significativo sul normale funzionamento quotidiano.

Altre caratteristiche diagnostiche dell'ADHD indicano che è importante che i sintomi fossero presenti prima dei 12 anni. Se questi sintomi sono comparsi dopo i 13 anni, è molto probabile che siano dovuti a un altro disturbo mentale o agli effetti collaterali dell'abuso di sostanze. Se si vuole diagnosticare l'ADHD a un adulto, le informazioni sui comportamenti e i sintomi dell'infanzia, così come i sintomi e il comportamento della persona in diversi contesti, devono essere confermate da un'altra fonte, come un amico stretto o un familiare. La capacità di ricordare i dettagli della propria infanzia e i propri resoconti del comportamento in ambienti diversi possono essere inaffidabili, per questo è necessaria la verifica da parte di una persona vicina.

Le persone affette da ADHD hanno spesso difficoltà a controllare e regolare le proprie emozioni e sono inclini a sfoghi, tendono a essere eccitabili, si sentono facilmente frustrati e possono reagire in modo eccessivo in determinate situazioni.

Se una persona con ADHD è molto consapevole di sé, tende anche a scusarsi e può pensare troppo a come il suo comportamento influisce sugli altri. Spesso cercano garanzie per assicurarsi che non stiano oltrepassando i limiti o che il loro comportamento non stia causando problemi. Questi individui sono anche più sensibili al rifiuto e al fallimento e possono essere gravemente colpiti se pensano di essere rifiutati o se falliscono in un compito.

Sebbene le persone con ADHD non siano né più né meno intelligenti delle persone neurotipiche, tendono a ottenere risultati più scarsi a scuola e in contesti accademici simili, così come in carriere che richiedono lunghi periodi di concentrazione mentale ininterrotta. Questi tipi di ambienti aggravano notevolmente i sintomi dell'ADHD e raramente sono sufficientemente flessibili per adattarli.

Le persone con ADHD tendono inoltre a dimenticare più facilmente riunioni e appuntamenti importanti e a non rispettare le scadenze, il che non fa che aumentare le difficoltà sul lavoro o a scuola.

Anche se la disattenzione e l'incapacità di concentrarsi sono caratteristiche di molti individui con ADHD, questo si traduce paradossalmente in un'iperfissazione su un singolo argomento o attività che cattura il loro interesse. Ne sono un esempio i videogiochi o la costruzione di un set LEGO. In momenti come questi, le persone con ADHD perdono il senso del tempo e possono "sparire" per ore senza rendersi conto del tempo che passa.

I ragazzi hanno maggiori probabilità di essere diagnosticati nell'infanzia con l'ADHD e hanno anche maggiori probabilità di essere diagnosticati con l'ADHD di tipo combinato o iperattivo-impulsivo. Le ragazze tendono a essere diagnosticate negli anni successivi, o addirittura solo in età adulta, e tendono a essere diagnosticate con un ADHD di tipo disattentivo. Le possibili ragioni sono da ricercare nelle differenze nella presentazione dei sintomi, nelle possibili differenze nel corredo genetico di base tra i due sessi e nel fatto che le ragazze sono complessivamente più brave dei ragazzi a "mimetizzarsi" e tendono a sviluppare prima le capacità cognitive e di regolazione emotiva.

La causa di fondo dell'ADHD è ancora in gran parte sconosciuta; tuttavia, non c'è dubbio che la fonte principale dei sintomi sia la disfunzione cognitiva. La funzione cognitiva si riferisce alla capacità del cervello di regolare emozioni, azioni e decisioni. Quando qualcosa interferisce con questo sistema, può far sì che le persone diventino più o meno emotive, più o meno impulsive o attive, e può abilitare o disabilitare la capacità di prendere decisioni con vari gradi di difficoltà. È provato che esiste una componente genetica dell'ADHD, in quanto i genitori affetti da ADHD hanno maggiori probabilità di avere figli con ADHD, ma il gene o i geni esatti sono sconosciuti.

Gli effetti ambientali sono molto discussi, poiché i dati differiscono in tutto il mondo. Le ragioni sono probabilmente riconducibili alle diverse tecniche diagnostiche utilizzate dai vari professionisti, alle diagnosi errate e al fatto che, statisticamente, alcune etnie tendono a cercare una diagnosi di ADHD più di altre. Anche l'accesso a un supporto e a un'assistenza adeguati per le persone che sospettano di avere l'ADHD è un fattore che contribuisce, perché i servizi psichiatrici e i farmaci utilizzati per il trattamento dell'ADHD tendono a essere costosi. A parte i possibili legami con le condizioni socioeconomiche, non esiste ancora una prova definitiva che un certo ambiente causi l'ADHD più di un altro.

Attualmente, l'unico modo per diagnosticare l'ADHD è interrogare l'individuo, i suoi familiari più stretti e osservare il suo comportamento, poiché non esistono biomarcatori (ormoni, sostanze chimiche o altri fattori misurabili che si verificano naturalmente nel corpo) per testare l'ADHD.

Disturbi da non confondere con l'ADHD

- disturbo oppositivo provocatorio

- disturbo esplosivo intermittente

- altri disturbi del neurosviluppo

- disturbo specifico dell'apprendimento

- disturbo dello sviluppo intellettivo

- disturbo dello spettro autistico

- disturbo reattivo dell'attaccamento

- disturbi d'ansia

- disturbo da stress post-traumatico (talvolta chiamato sindrome da stress post-traumatico)

- disturbi depressivi

- disturbo bipolare

- disturbo da disregolazione dell'umore

- disturbi da uso di sostanze

- disturbi della personalità

- disturbi psicotici

- sintomi indotti dai farmaci simili all'ADHD

- disturbi neurocognitivi

Chi può diagnosticare l'ADHD?

Un professionista della salute come uno psicologo, uno psichiatra o un medico può diagnosticare i pazienti con ADHD. È consigliabile rivolgersi a qualcuno specializzato in ADHD o che abbia esperienza di lavoro con persone affette da ADHD per ottenere una diagnosi, poiché possono verificarsi diagnosi errate quando i sintomi di diverse condizioni di salute mentale sono simili e si sovrappongono.

Comorbilità

È molto probabile che le persone affette da ADHD sviluppino problemi secondari, che verranno discussi in modo più approfondito nel Capitolo 3. Questi problemi secondari sono chiamati comorbidità e comprendono Questi problemi secondari sono chiamati comorbilità e includono i seguenti:

- disturbi da uso di sostanze

- disturbi della personalità

- disturbo oppositivo provocatorio

- disturbo dello spettro autistico

- disturbi d'ansia

- Disturbo depressivo maggiore

- disturbo ossessivo-compulsivo

- disturbo esplosivo intermittente

- disturbi del sonno

- maggiore rischio di comportamenti pericolosi e incidenti

Sebbene i ragazzi tendano a ricevere più spesso una diagnosi di ADHD, le ragazze con ADHD hanno maggiori probabilità di avere una comorbilità.

ICD-11

L'*ICD-11* e il *DSM-V-TR* concordano generalmente sulla denominazione, sui sintomi e sui sottotipi di ADHD. La differenza principale è che *l'ICD-11* aggiunge due sottotipi aggiuntivi per gli individui che non corrispondono a nessuno dei primi tre sottotipi. I due sottotipi aggiuntivi sono "ADHD con altra presentazione specificata", in cui il diagnosta descrive la presentazione dei sintomi del paziente, e "ADHD con presentazione non specificata", in cui il diagnosta non fornisce una descrizione della presentazione dei sintomi del paziente.

Altri strumenti diagnostici

Ulteriori strumenti diagnostici che possono aiutare gli operatori sanitari sono i questionari che i genitori, gli insegnanti e le persone che sospettano di avere l'ADHD possono compilare. Alcuni di questi sono:

- la ADHD Rating Scale (ADHD-RS) - un questionario basato sul *DSM-V* che può essere compilato dai genitori o dagli insegnanti e consiste in 18-90 domande che valutano il comportamento del bambino negli ultimi sei mesi; questo questionario è adatto ai bambini di età compresa tra 5 e 17 anni.

- la Vanderbilt ADHD diagnostic rating scale (VADRS), un questionario che valuta il comportamento e il rendimento scolastico di bambini di età compresa tra i 6 e i 12 anni; la versione per i genitori è composta da 55 domande e quella per gli insegnanti da 26 domande. I punteggi più alti indicano la presenza di ADHD.

- le scale di valutazione di Conners: questi questionari determinano l'impatto sociale dell'ADHD, in particolare in ambito scolastico o lavorativo. Le Conners' parenting rating scales (CPRS) sono compilate dai genitori dei bambini, mentre il Conners' adult ADHD ratings (CAARS) è un questionario autocompilato.

- un'intervista diagnostica per l'ADHD negli adulti (DIVA) - un'intervista semi-strutturata basata sui criteri del *DSM-IV* che valuta i sintomi dell'ADHD attraverso cinque dimensioni: contatti sociali, hobby, istruzione, lavoro e fiducia in se stessi.

- l'Adult ADHD Self-Report Scale (ASRS), un questionario sviluppato dall'OMS e composto da 18 domande che consentono agli adulti di valutare i propri sintomi.

- il Minnesota Multiphasic Personality Inventory-2 (MMPI-2), un questionario piuttosto esteso; è composto da 567 domande che richiedono risposte "Vero" o "Falso" e valuta anche i disturbi d'ansia, la depressione e la psicopatia.

- la Social Responsiveness Scale (SRS), un questionario di 65 domande per bambini dai 4 ai 18 anni utilizzato per eliminare una diagnosi di disturbo dello spettro autistico.

L'uso dell'elettroencefalogramma (EEG), un metodo che valuta l'attività elettrica del cervello e la velocità con cui si svolge l'attività cerebrale, non è stato finora in grado di prevedere o diagnosticare con precisione l'ADHD.

L'apprendimento automatico è attualmente nelle prime fasi di ricerca e sviluppo per aiutare a diagnosticare l'ADHD. L'idea è quella di togliere agli operatori sanitari una parte dell'onere della diagnosi attraverso l'uso di metodi computerizzati e automatizzati. Per il momento, l'apprendimento automatico richiede ancora un input manuale, ma l'obiettivo è che questi sistemi siano in grado di apprendere da dati di input preesistenti per poi automatizzare il processo.

I dati sul movimento sono un altro strumento diagnostico in fase di ricerca e sviluppo; valutano l'attività attraverso l'actigrafia - una misura del sonno efficiente - e attraverso l'accelerometro, un dispositivo che misura la quantità di attività quotidiana e l'attività fisica durante il sonno. I pazienti con ADHD tendono a muoversi di più durante il sonno rispetto agli individui del gruppo di controllo, il che potrebbe contribuire al sintomo della sonnolenza diurna che alcune persone con ADHD sperimentano.

La ricerca e la comprensione dell'ADHD continuano a crescere e si spera che portino a un miglioramento delle tecniche diagnostiche per consentire alle persone con ADHD di ricevere le cure adeguate di cui hanno bisogno e che meritano.

Le principali teorie sulle cause dell'ADHD

Esistono alcune teorie principali sulle possibili cause dell'ADHD: la genetica, i cambiamenti nella struttura e nella connettività del cervello, l'ambiente e persino una spiegazione più filosofica.

Genetica

La maggior parte delle prove scientifiche indica nella genetica la causa dell'ADHD. I geni specifici di interesse non sono ancora stati identificati, ma il fatto che gli adulti affetti da ADHD abbiano più probabilità di avere figli affetti da ADHD indica un certo livello di ereditarietà. È molto probabile che siano responsabili più geni, anziché un singolo gene come causa. Anche la diagnosi retroattiva di casi di studio indica che l'ADHD esiste da molto tempo. Gli sviluppi nei vari campi della psichiatria e il miglioramento delle tecniche diagnostiche hanno permesso agli operatori sanitari di identificare con maggiore precisione le persone affette da ADHD.

Una disfunzione della connettività e della struttura cerebrale

Due argomenti sostengono la possibilità che l'ADHD sia causata da una scarsa connettività tra le regioni cerebrali, ovvero che il problema sia l'iperconnettività o l'ipoconnettività. In altre parole, i messaggi vengono trasportati troppo velocemente o troppo lentamente tra le parti del cervello.

Particolarmente interessante è la rete di modalità predefinita (DMN), responsabile dei sogni a occhi aperti e dei processi irrilevanti. Nel cervello neurotipico, la DMN è più attiva quando non è necessario concentrarsi molto, mentre quando è necessario svolgere un compito difficile o concentrarsi maggiormente, la DMN è meno attiva. Poiché le persone con ADHD si distraggono più facilmente e hanno difficoltà a concentrarsi, il DMN è diventato oggetto di grande interesse per gli scienziati.

Esistono altre reti e processi costantemente in corso per garantire il normale funzionamento dell'organismo, con alcune parti più attive di altre a seconda delle necessità del momento. Un'interruzione tra queste regioni potrebbe portare ai sintomi tipici dell'ADHD.

Considerando l'efficacia del metilfenidato nel trattamento dell'ADHD (si veda il capitolo 4), è molto probabile che la dopamina e la noradrenalina siano coinvolte nei sintomi dell'ADHD. La dopamina è responsabile del processo decisionale, del comportamento basato sulla ricompensa, dell'apprendimento positivo e della coordinazione motoria, il che potrebbe spiegare molti dei sintomi dell'ADHD, in particolare l'impulsività. Anche la noradrenalina svolge un ruolo nella coordinazione motoria, in particolare per preparare il corpo all'azione.

Le scansioni cerebrali con risonanza magnetica funzionale (fMRI) hanno fornito risultati contraddittori nel corso degli anni. Alcuni studi riportano una diminuzione del volume della materia bianca nei bambini con ADHD, mentre altri studi non rilevano differenze strutturali.

Gli scienziati propongono che queste differenze potrebbero essere dovute a differenze strutturali tra i diversi tipi di ADHD; tuttavia, sono necessarie ulteriori ricerche.

L'ambiente

Le prove disponibili che l'ambiente di un individuo possa portare allo sviluppo dell'ADHD sono meno numerose e, di conseguenza, questa spiegazione è meno accettata. I fattori ambientali che hanno suscitato maggiore attenzione in relazione all'ADHD sono:

- se la madre ha bevuto alcolici o fumato durante la gravidanza.

- esposizione a sostanze tossiche nella prima infanzia, come insetticidi o piombo.

- basso peso alla nascita.

- lesioni cerebrali. Questa teoria, tuttavia, è molto controversa perché, sebbene inizialmente si pensasse che l'ADHD fosse causata da una lesione cerebrale, da allora la maggior parte degli psichiatri ha iniziato a considerare la disfunzione delle regioni cerebrali.

- allergie alimentari, coloranti alimentari artificiali e glutammato monosodico.

- un contesto socioeconomico basso.

Una spiegazione filosofica

È stato proposto che l'ADHD sia un residuo dei tempi in cui gli esseri umani cacciavano ancora attivamente e dovevano proteggersi dai predatori e dagli altri esseri umani. Con lo sviluppo delle tecniche agricole, la necessità di cacciatori estremamente vigili e attivi è diminuita, mentre è aumentata la necessità di agricoltori pazienti e attenti. Quindi, le persone con ADHD sono semplicemente quelle nate con le abilità disadattate dei nostri cacciatori ancestrali. Se questo sia vero o meno è oggetto di dibattito, ma rimane una teoria interessante.

CAPITOLO 3: L'IMPATTO DELL'ADHD SULLA VITA QUOTIDIANA

Il modo in cui funziona il mondo moderno pone una forte enfasi sul rendimento accademico, sull'istruzione universitaria e sulla percezione di una carriera "buona" e "di successo". La percezione di quale sia il comportamento "normale" e "accettabile" include un individuo socievole, che lavora duramente senza lamentarsi, che si comporta bene sia a livello accademico che sportivo e che ha forti qualità di leadership. Il mondo di oggi è un mondo creato da e per individui neurotipici e, nonostante la maggiore consapevolezza della salute mentale e la difesa delle persone con problemi di salute mentale, c'è ancora molta strada da fare in termini di accettazione e flessibilità per accogliere queste persone, soprattutto nei settori dell'istruzione e del lavoro.

Fortunatamente, le strategie di trattamento, che comprendono approcci terapeutici e medicinali, si sono sviluppate in modo significativo rispetto agli approcci psichiatrici del 18°, 19° e 20° secolo, rendendo più facile per le persone neurodivergenti gestire le loro condizioni e ridurre l'impatto dei loro sintomi sul funzionamento quotidiano.

A causa delle opinioni polarizzanti intorno all'ADHD, c'è ancora spazio per migliorare e crescere affinché le persone con ADHD non solo vengano accettate, ma ricevano anche il sostegno adeguato di cui hanno bisogno.

ADHD nell'infanzia

L'ADHD è un disturbo del neurosviluppo e, come tale, i sintomi compaiono nella prima infanzia, anche se di solito vengono notati solo quando il bambino inizia la scuola. L'ambiente scolastico è di solito il luogo in cui si esercita per la prima volta una maggiore pressione sul bambino affinché presti attenzione, stia seduto e "si esibisca". Il bambino si trova inoltre ad affrontare un diverso tipo di situazione sociale, in cui il gioco e il rumore non sono sempre accettabili.

Il comportamento selvaggio nei bambini è più tollerato e accettato a causa della fase di sviluppo in cui si trovano i bambini in questo periodo. È normale che un bambino sia rumoroso, corra e faccia i capricci. Ma non è considerato normale una volta superata questa fase di sviluppo, soprattutto se questo tipo di comportamento è più costante.

Per la maggior parte dei ragazzi di età inferiore ai 12 o 13 anni, un certo livello di comportamento esuberante e "selvaggio" è considerato normale. Le ragazze della stessa età tendono a essere leggermente più tranquille e "ben educate". Ciò che viene percepito come cattivo comportamento è altamente soggettivo, poiché molte delle norme e dei costrutti sociali degli anni Cinquanta sono arrivati fino a oggi. Un ragazzo che corre in giro e fa molto rumore è ancora considerato da molti "cattivo" o "cattivo comportamento", anche se non necessariamente causa danni a se stesso o ad altri. Tuttavia, non sono qui per discutere della moralità della società moderna e dei nostri sistemi di credenze.

La maggior parte dei bambini di una certa età preferisce correre e giocare, ma a scuola ci si aspetta che stiano fermi e attenti per lunghi periodi di tempo. La maggior parte dei bambini impara a conformarsi a queste aspettative, il che è una parte cruciale della psiche umana per "inserirsi", ma che dire dei bambini che hanno difficoltà a controllare il proprio comportamento? Le loro intenzioni non sono necessariamente quelle di essere cattivi o di disturbare; infatti, a causa del modo in cui vengono spesso disciplinati e criticati per questi comportamenti, imparano presto a sentirsi in colpa per le loro azioni, pur non riuscendo a smettere. Questo può far sì che molti bambini con ADHD sviluppino fin da piccoli problemi di autostima, ansia e persino depressione perché, nonostante i loro sforzi, non sono semplicemente "abbastanza bravi da inserirsi".

La colpa non è solo degli insegnanti, ma anche di una crescente richiesta da parte dei genitori di affidare alla scuola il compito di insegnare ai bambini le buone maniere e la disciplina. Purtroppo, il sistema educativo è troppo poco attrezzato e carente di personale per occuparsi delle esigenze non accademiche di ciascun bambino, per cui quando si trovano di fronte a una classe piena di bambini e devono lottare contro programmi di studio sempre più gonfiati, gli insegnanti faticano a gestire i "bambini problematici". Per gli studenti difficili è molto più facile essere "controllati" e cercare di costringerli a conformarsi a un sistema progettato per gli studenti neurotipici, piuttosto che piegare il sistema per accoglierli.

Inoltre, il modo in cui è strutturato il sistema educativo odierno, in cui i bambini devono memorizzare grandi quantità di informazioni e applicarle in occasione di test ed esami, oltre a dover partecipare a sport e ad almeno un'attività culturale come suonare uno strumento musicale, non c'è da stupirsi che anche il bambino neurotipico medio abbia difficoltà. Mettere un bambino che è già svantaggiato nella posizione di dover affrontare lunghe ore da seduto, una concentrazione persistente e la memorizzazione di ogni tipo di informazione che non è necessariamente interessante, lo porterà naturalmente a faticare ancora di più nell'ambiente accademico.

Un bambino con ADHD non è privo di intelligenza. Anzi, in un ambiente favorevole in cui vengono incoraggiati i loro interessi e talenti naturali, un bambino con ADHD può ottenere risultati accademici pari a quelli di un bambino neurotipico in un ambiente scolastico standard. Purtroppo, non tutti i genitori di bambini con ADHD possono permettersi di mandare i loro figli in questo tipo di scuole specializzate, e scuole come queste non sono comuni in tutte le aree.

Purtroppo, a causa dell'enfasi posta su un elevato rendimento accademico, i bambini con ADHD sono considerati meno propensi a raggiungere il "successo" in seguito nella vita, perché l'ammissione all'università richiede spesso buoni voti. Il successo è ancora largamente misurato in termini di status sociale e reddito finanziario. Tuttavia, con le tendenze attuali, una maggiore attenzione al benessere - che comprende la felicità generale, la soddisfazione e la capacità di funzionare in modo indipendente - sta diventando sempre più accettata come misura del successo.

In termini di funzionamento sociale, i bambini con ADHD possono avere più difficoltà a fare e mantenere amicizie, in quanto il loro comportamento può talvolta essere involontariamente visto come egoista o maleducato. La percezione di ciò che è considerato normale in determinati contesti sociali influenza anche il modo in cui i bambini percepiscono gli altri "diversi". In contesti più tolleranti e accettanti, i bambini hanno meno probabilità di ostracizzare un bambino con ADHD e, anzi, la loro natura eccessivamente espressiva e giocosa può aiutarli a fare amicizia perché "i loro giochi sono più divertenti". Tuttavia, in un ambiente in cui un bambino con ADHD viene etichettato come "il bambino cattivo", gli altri bambini lo capiranno inconsciamente e lo tratteranno come tale. Il bambino con ADHD potrebbe reagire o ritirarsi dagli altri e gli altri bambini potrebbero evitarlo.

Un bambino con ADHD si accorge di essere diverso. Se non viene gestito bene, questo può portare a sentimenti di isolamento che possono trasformarsi in ansia e depressione o in comportamenti problematici come scatti di violenza o abuso di sostanze. Per questo motivo, è importante che i genitori colgano i segnali dell'ADHD il prima possibile, facciano diagnosticare il bambino e imparino a gestirlo con sensibilità, senza cercare di controllarlo o di costringerlo a essere "normale".

Alcuni studi indicano che circa la metà dei bambini con ADHD ha problemi di coordinazione e di altre attività fisiche. Ciò potrebbe essere dovuto al carattere impulsivo di molti bambini con ADHD, in particolare dei ragazzi, che "agiscono prima di pensare"; la parte del cervello che dovrebbe coordinare il movimento deve quasi "recuperare" il movimento stesso. È interessante notare che la maggior parte dei bambini con scarsa coordinazione sono quelli con ADHD di tipo disattento. La ragione probabile è che semplicemente non prestano attenzione ai loro movimenti. Un'altra teoria che spiega la mancanza di coordinazione motoria è che si tratta di una comorbilità che i soggetti con ADHD possono spesso sviluppare. Questa scarsa coordinazione non è necessariamente un motivo di eccessiva preoccupazione, ma questi bambini sono più inclini a cadere o a sbattere contro gli oggetti; tuttavia, con le dovute attenzioni, è possibile prevenire gravi lesioni.

ADHD negli adolescenti

L'adolescenza è un periodo della vita molto difficile per molti di noi. I cambiamenti biologici del corpo e degli ormoni possono causare emozioni più intense, sentimenti di imbarazzo, dubbi su se stessi e diminuzione della fiducia in se stessi. A causa della loro vulnerabilità emotiva e dell'accresciuto bisogno di inserirsi e di appartenere, gli adolescenti sono già più suscettibili di sviluppare problemi di salute mentale come ansia, depressione e pensieri suicidi. Questo è anche un periodo in cui si sviluppano le capacità cognitive e di ragionamento, che portano gli adolescenti ad avere una maggiore consapevolezza sociale e politica. Mentre il comportamento selvaggio e iperattivo può ancora essere giustificato in una certa misura nei bambini, il comportamento infantile e tutto ciò che attira l'attenzione sono più inaccettabili per gli adolescenti.

La maggior parte degli adolescenti ha oggi una maggiore responsabilità, o la percepisce come tale, nel fare bene a scuola per essere accettati in un'università. Ottenere un'istruzione universitaria è diventata la norma nei Paesi sviluppati e sta aumentando anche nei Paesi in via di sviluppo. Inoltre, molti adolescenti iniziano il loro primo lavoro part-time, si assumono maggiori responsabilità da adulti e sono sottoposti a una forte pressione sociale.

L'ADHD, una condizione che già fa sentire gli adolescenti fuori posto rispetto agli altri, può aumentare il senso di isolamento e diminuire il senso di autostima. Oltre alle consuete tendenze a ottenere risultati accademici più scarsi, a dare risposte a raffica, a interrompere gli altri o a risultare involontariamente scortesi o abrasivi, l'ADHD negli adolescenti ha spesso un forte impatto sulla loro felicità. C'è un maggiore bisogno di apparire "normali", nascondendo i sintomi e le terapie, e di non essere considerati diversi dai loro amici e compagni di classe. Gli adolescenti con ADHD sono incredibilmente vulnerabili al rifiuto da parte dei coetanei e persino degli adulti, come gli insegnanti; è inoltre più probabile che siano ansiosi di come vengono percepite le loro azioni e le loro prestazioni.

Gli adolescenti con ADHD tendono a fare molti sforzi per apparire "normali", ad esempio concentrandosi sul non parlare troppo o troppo velocemente e scusandosi spesso nel caso in cui abbiano involontariamente oltrepassato un limite. Questo può avere diversi risultati, come ad esempio apparire paradossalmente ancora meno "normali" nei loro sforzi per adattarsi, esaurire l'adolescente a causa dei suoi continui sforzi, renderlo più incline a diventare irritabile ed emotivo a casa, dove si sente più sicuro di essere se stesso, o diminuire la sua capacità di spostare la sua attenzione su qualcosa di diverso dall'apparire normale.

D'altra parte, alcuni adolescenti con ADHD si collocano all'estremità opposta dello spettro, esagerando i comportamenti che li rendono diversi, agendo di più e avendo un atteggiamento generalmente ribelle. Si tratta di un meccanismo di difesa con cui gli adolescenti cercano di assumere il controllo di ciò che li fa percepire come emarginati e di farne quasi un'arma contro coloro che potrebbero giudicarli o rifiutarli. In un certo senso, costringono il rifiuto su se stessi in un modo che controllano, invece di sperimentare il dolore di un rifiuto inaspettato.

Per un adolescente con ADHD è difficile sviluppare la propria identità e il senso di sé, soprattutto se ha difficoltà ad accettare e conciliare la diagnosi di ADHD. Questo aspetto è anche molto influenzato dalla percezione dell'ADHD da parte di coetanei, genitori e insegnanti. Se la salute mentale è meno accettata in generale o se se ne parla poco, è più probabile che gli adolescenti cerchino di nascondere i loro problemi di salute mentale e lottino con l'accettazione di sé.

Gli adolescenti con ADHD sono più suscettibili all'abuso di alcol e sostanze stupefacenti a causa dello scarso controllo degli impulsi che molte persone con ADHD hanno. Inoltre, sono più vulnerabili alla pressione dei coetanei, in quanto hanno già un maggiore bisogno di dimostrare la propria appartenenza. Sono anche più esposti al rischio di farsi male, di avere incidenti stradali e di assumere comportamenti a rischio. Ciò potrebbe essere dovuto all'impulsività, alla scarsa coordinazione motoria o alla loro suscettibilità alla pressione dei coetanei.

Gli adolescenti con ADHD sono più preoccupati per il loro futuro rispetto agli altri studenti, perché si percepiscono più svantaggiati. Poiché già faticano ad applicarsi a livello accademico, devono impegnarsi di più per ottenere buoni risultati e, nonostante questi sforzi, spesso non riescono a completare i compiti o a prestare attenzione. Come ho già detto più volte, poiché l'opinione comune è che il successo significhi andare all'università, conseguire una laurea e trovare un buon lavoro, molti adolescenti con ADHD temono di non essere mai in grado di raggiungere il successo o di non essere in grado di mantenerlo a causa di quanto sia mentalmente faticoso tenere il passo e conformarsi alle norme neurotipiche. In molti, questo porta alla paura di essere un peso per gli altri, in particolare per la famiglia, se un giorno non riusciranno a prendersi cura di se stessi, nonché alla paura di non riuscire mai a raggiungere l'indipendenza. Molti adolescenti con ADHD sperano di avere un giorno un lavoro con orari flessibili e più adatti alla loro ADHD, ma temono di non riuscire a trovarlo.

Nel complesso, la maggior parte degli adolescenti affetti da ADHD vede con favore il trattamento farmacologico, a patto che si riesca a mantenere il segreto. I farmaci li aiutano a sentirsi e ad agire in modo più normale, poiché in genere riducono la gravità dei sintomi dell'ADHD e li aiutano a concentrarsi a scuola e nei contesti sociali. Questo porta a una maggiore fiducia in se stessi, anche se preferirebbero non dover assumere farmaci.

ADHD negli studenti universitari

L'università è spesso la prima occasione in cui la maggior parte dei giovani adulti sperimenta l'indipendenza e deve assumersi la piena responsabilità della gestione del tempo, della cucina e della pulizia. Inoltre, devono fare i conti con i tempi stretti della frequenza delle lezioni, dei compiti, dello studio per gli esami e, a seconda della specializzazione, delle lezioni pratiche, oltre a socializzare e trovare il tempo per cucinare e pulire.

Molti giovani adulti lottano in un modo o nell'altro con l'intensa pressione dell'università, che porta a orari di sonno scorretti e a una grande quantità di stress.

Gli studenti universitari con ADHD possono avere difficoltà ancora maggiori a seconda della specializzazione e dell'università scelta. Alcune università dispongono di programmi di sostegno per gli studenti neurodivergenti, per aiutarli nel loro rendimento accademico. I corsi di laurea con orari meno intensivi possono essere positivi per gli studenti con ADHD, in quanto consentono loro di essere più flessibili con il loro tempo, il che di solito è un'opzione vantaggiosa per le persone con ADHD.

D'altra parte, gli studenti con ADHD tendono a dimenticare di frequentare le lezioni, ad arrivare in ritardo o a non rispettare le scadenze dei compiti. Molti studenti con ADHD hanno scarse capacità organizzative, per cui è difficile trovare il tempo necessario per studiare e completare i compiti, il che porta spesso a completare, studiare o consegnare i compiti all'ultimo minuto. Gli studenti con ADHD tendono a dormire meno degli altri studenti e questo causa altri problemi come la depressione e un maggior rischio di ammalarsi o di addormentarsi in classe.

Quando si affrontano i test, gli studenti con ADHD faticano a finire in tempo a causa dei problemi di concentrazione o tendono ad affrettare lo svolgimento delle domande, il che può portare a fraintendimenti o a non seguire correttamente le indicazioni.

Uno dei maggiori problemi che gli studenti con ADHD devono affrontare è che, a causa della loro disfunzione esecutiva, possono avere difficoltà a mantenere abitudini alimentari sane. Cucinare può essere difficile dal punto di vista motivazionale o a causa di una cattiva gestione del tempo o della dimenticanza di comprare e cucinare il cibo. Fortunatamente, la maggior parte delle università dispone di un sistema di mensa, che elimina la necessità di cucinare, e la maggior parte delle mense offre opzioni salutari.

Gli studenti con ADHD tendono a cambiare frequentemente specializzazione e hanno maggiori probabilità di abbandonare l'università.

Infine, come accennato nella sezione precedente sugli adolescenti con ADHD, gli studenti universitari con ADHD sono più propensi ad abusare di alcol e droghe ricreative e a mettere in atto comportamenti a rischio come sesso non protetto, guida in stato di ebbrezza o partecipazione ad attività pericolose come gli sport estremi.

ADHD negli adulti

Per molto tempo si è creduto che i bambini superassero l'ADHD, ma negli ultimi anni la ricerca ha iniziato a concentrarsi sull'ADHD negli adulti e sul fenomeno dell'"ADHD insorto in età adulta", in cui le persone ricevono la diagnosi solo in età adulta perché i loro sintomi sono passati inosservati durante l'infanzia. È più probabile che questo fenomeno si verifichi nelle donne.

A causa del crescente sviluppo tecnologico che ha permesso di automatizzare molti processi un tempo svolti dall'uomo, c'è un mercato sempre più ristretto di carriere che richiedono un lavoro fisico o che non necessitano di un ambiente d'ufficio. Le carriere creative, come la musica, l'arte o la recitazione, presentano rischi specifici e sono associate a una minore stabilità e sicurezza finanziaria. La maggior parte della forza lavoro adulta è quindi occupata in lavori d'ufficio con l'ausilio di computer. Fanno eccezione, ovviamente, molte professioni mediche e i settori della ristorazione e dell'ospitalità.

Considerando gli elevati requisiti accademici delle professioni mediche, non sono molti gli individui con ADHD che intraprendono una carriera in questo campo, perché i loro sintomi causano difficoltà nel rispettare gli standard elevati. Questo non significa che non ci siano medici, infermieri e farmacisti con ADHD.

Purtroppo, la maggior parte dei lavori nel settore della ristorazione e dell'ospitalità sono associati a salari più bassi (l'eccezione, ovviamente, è rappresentata da cuochi e panettieri altamente qualificati). Esiste uno stigma nei confronti delle carriere che comportano un lavoro fisico, in quanto tendono a essere viste come "di classe inferiore". Ad esempio, molte persone con carriere meno pratiche possono mostrare atteggiamenti di condiscendenza nei confronti di addetti alle pulizie, idraulici, elettricisti e altri lavori simili.

A causa delle pressioni della società per ottenere lavori d'ufficio ben pagati, è questo che la maggior parte degli adulti finisce per cercare. Questi ambienti, tuttavia, non sono adatti all'ADHD. In questo tipo di posto di lavoro vigono spesso politiche e regole molto rigide, come orari d'ufficio rigidi e poche o nessuna possibilità di muoversi. I dipendenti sono sottoposti a un forte stress per raggiungere obiettivi difficili e spesso si aspettano prestazioni irrealistiche.

Sebbene si stiano attuando dei cambiamenti, non abbastanza datori di lavoro stanno adattando il luogo di lavoro per renderlo più flessibile e accogliente per i dipendenti neurodivergenti.

La maggior parte dei luoghi di lavoro paga i propri dipendenti in base al tempo trascorso in ufficio, anziché in base alla qualità e alla quantità del lavoro svolto. Questa pratica è iniziata nel XX secolo e continua ancora oggi in molte aziende. Nonostante le ricerche indichino che orari più flessibili e la possibilità di lavorare da casa migliorano la produttività, molti datori di lavoro temono che concedere ai dipendenti troppa indulgenza li porti a "battere la fiacca".

La difficoltà a stare fermi, a mantenere l'attenzione e a completare i compiti in tempi certi persiste anche in età adulta nelle persone con ADHD. Uno spazio di lavoro più indulgente e orari flessibili eliminano la pressione di un adulto con ADHD, consentendogli di essere più produttivo all'interno di un programma più adatto, invece di cercare di attenersi a un calendario specifico per svolgere una certa quantità di lavoro. Se accolte e supportate nel modo giusto, le persone con ADHD possono essere produttive.

Gli adulti la cui ADHD ha causato molte difficoltà a livello sociale e accademico durante l'infanzia e l'adolescenza tendono ad avere difficoltà a stringere relazioni significative, ad avere scarsa fiducia in se stessi e spesso a soffrire di comorbidità come ansia e depressione. Anche se il comportamento iperattivo non è necessariamente visibile negli adulti, questi sintomi possono manifestarsi come irritabilità, senso di irrequietezza, agitazione e scatti delle ginocchia. Gli adulti con ADHD possono anche essere percepiti come maleducati, abrasivi o inappropriati, in particolare quando interrompono gli altri o sbottano prima di pensare, il che può causare problemi sul posto di lavoro. Gli uffici possono anche essere pieni di stimoli di distrazione sui quali non hanno alcun controllo, rendendo più difficile rimanere concentrati sul lavoro.

A causa dei loro sintomi, e se questi causano un comportamento più problematico, gli adulti con ADHD tendono a perdere più spesso il lavoro e ad avere difficoltà a trovare un nuovo impiego. Un altro modo in cui ciò può manifestarsi è che gli adulti con ADHD si annoiano rapidamente del loro lavoro e spesso cambiano lavoro o provano nuove cose. Se il rendimento scolastico precedente era scarso a causa dei sintomi dell'ADHD, anche questo può rendere più difficile per gli adulti essere assunti o avere la flessibilità di scegliere dove lavorare.

Con la pandemia di COVID-19, molti luoghi di lavoro hanno attuato dei cambiamenti. È aumentato il numero di aziende che consentono ai dipendenti di lavorare a distanza, un cambiamento gradito alla maggior parte delle persone neurodivergenti. La riduzione dei tempi di percorrenza ha anche permesso di avere orari più flessibili, consentendo alle persone di essere più flessibili con il loro tempo. Naturalmente, il lavoro a distanza non è adatto a tutti, ma avere questa possibilità può avere un grande impatto sulla tranquillità delle persone neurodivergenti, in particolare di quelle con ADHD. Avere il controllo del proprio spazio di lavoro, poter eliminare gli stimoli di distrazione e stabilire i propri orari può migliorare notevolmente la qualità e la quantità di lavoro svolto. Per altre persone con ADHD, l'eliminazione della routine ha avuto l'effetto opposto. Per evitare il rischio che un adulto con ADHD si dimentichi di compiti e scadenze, i check-in settimanali e le relazioni sui progressi compiuti, insieme ai promemoria, sono un modo per tenerlo in carreggiata senza cercare di controllarlo o limitarlo del tutto. Soprattutto, ciò di cui gli adulti con ADHD hanno bisogno è un datore di lavoro comprensivo e disposto ad accogliere e sostenere i propri dipendenti nei limiti del ragionevole.

Ho già accennato ai rischi che le persone con ADHD corrono in relazione all'abuso di sostanze e di alcol, quindi mi limiterò a ricordare brevemente che questo può iniziare durante l'età adulta o persistere.

Fortunatamente, grazie alla crescente accettazione e comprensione della salute mentale, con ogni generazione diminuisce lo stigma nei confronti delle condizioni di salute mentale. Si spera che questo porti a un cambiamento radicale sul posto di lavoro, dove le persone neurodivergenti non sentiranno il bisogno di conformarsi per apparire neurotipiche e dove troveranno il sostegno di cui hanno bisogno in uno spazio in cui possono essere produttive e prosperose.

Se siete interessati a saperne di più sull'ADHD negli adulti, ho un intero libro dedicato a questo argomento, disponibile su Amazon e su molti altri rivenditori.

Da asporto

Anche se l'ADHD può essere molto disturbante per il normale funzionamento quotidiano, con il supporto e la gestione adeguati, queste persone possono prosperare. Costringere una persona con ADHD a cambiare e a conformarsi agli standard neurotipici porterà quasi sempre a una maggiore difficoltà di gestione dei sintomi e a problemi ancora più gravi. Accontentare le persone con ADHD (nei limiti del ragionevole) e i loro sintomi non solo allevierà lo stress, ma migliorerà anche la loro capacità complessiva di funzionare. La diagnosi di ADHD non è una condanna a morte, né una cosa di cui vergognarsi, soprattutto al giorno d'oggi.

CAPITOLO 4: TRATTAMENTO E GESTIONE

Attualmente esistono due approcci ufficialmente approvati per il trattamento dell'ADHD: la terapia e i farmaci. I risultati migliori di solito si ottengono combinando i due approcci. Entrambi i metodi sono ancora molto controversi, ma spetta all'individuo con ADHD, o ai suoi genitori o tutori nel caso dei bambini, scegliere l'approccio migliore. In definitiva, l'obiettivo del trattamento è aiutare la persona a funzionare nel modo più ottimale possibile.

Farmaci

Stimolanti

Fin dagli anni '60, la prima linea di trattamento dell'ADHD è stata l'uso di metilfenidato, metanfetamina o loro derivati. Le marche più note sono Ritalin e Concerta. Circa il 70% delle persone affette da ADHD risponde al trattamento con stimolanti. Gli effetti a lungo termine dell'uso cronico di stimolanti, purtroppo, non sono ancora stati ben studiati.

L'uso del metilfenidato, in particolare del Ritalin, è molto controverso per molte persone. Le principali preoccupazioni di coloro che si oppongono al suo utilizzo sono legate al fatto che ai bambini viene somministrato un farmaco potenzial-mente assuefacente con effetti collaterali a lungo termine sconosciuti e forse peri-colosi. Altre critiche sono rivolte alle aziende farmaceutiche per le loro aggressive campagne di marketing per la vendita del metilfenidato. Alcuni ritengono che l'ADHD sia stato inventato dalle aziende farmaceutiche solo per fare soldi con la vendita del Ritalin e che sia un mezzo per esercitare il controllo sociale. I genitori i cui figli hanno fatto uso di Ritalin hanno espresso preoccupazione per i cambiamenti nella personalità dei loro figli, che in alcuni casi diventano ottusi, poco reattivi e quasi simili a zombie; c'è anche preoccupazione per l'incidenza della perdita di peso.

Il funzionamento esatto degli stimolanti per il trattamento dell'ADHD è an-cora oggetto di ricerca. La loro funzione è paradossale, in quanto hanno effetti stimolanti nelle persone senza ADHD ma apparentemente calmanti nelle per-sone con ADHD. Uno dei meccanismi proposti è il blocco della ricaptazione di dopamina e noradrenalina. Sia la dopamina che la noradrenalina svolgono un ruolo importante nella nostra capacità di concentrarci e di eseguire i compiti, e la dopamina svolge anche un ruolo importante nel nostro senso di motivazione. Si può ipotizzare che la ragione dell'effetto opposto nelle persone con ADHD sia la minore disponibilità di dopamina e norepinefrina rispetto agli individui neu-rotipici, con conseguente effetto normalizzante. Gli individui neurotipici hanno già un sistema nervoso centrale normalmente funzionante, per cui il blocco della ricaptazione della dopamina e della noradrenalina porta a un aumento dei livelli di entrambe, per cui l'assunzione di stimolanti provoca un effetto stimolante.

Purtroppo il metilfenidato ha molti effetti collaterali e con l'uso a lungo termine i pazienti devono essere monitorati, soprattutto per quanto riguarda la funzione cardiaca e la possibilità di sintomi di psicosi. Gli effetti collaterali più comuni sono:

• perdita di appetito

- bocca secca

- ansia/aumento del nervosismo

- nausea

- insonnia

- dolore allo stomaco

- perdita di peso

- irrequietezza

- irritabilità

- fatica

- vertigini

- palpitazioni cardiache

- variazioni della pressione sanguigna

- cambiamenti di personalità (i bambini diventano come zombie)

Più a lungo si usa il metilfenidato, maggiore è la possibilità di manifestare effetti collaterali. Per le persone che fanno un uso cronico di metilfenidato, può essere raccomandato di fare delle "vacanze farmacologiche", durante le quali interrompere l'assunzione del farmaco nei fine settimana, oppure, se si tratta di un bambino o di un adolescente, di interromperlo durante le vacanze scolastiche. Si consiglia, tuttavia, di farlo con l'approvazione e la guida di un medico.

Il metilfenidato ha il potenziale per creare dipendenza. È anche uno dei farmaci più comunemente abusati, sia per le sue proprietà di soppressione dell'appetito che possono aiutare le persone a perdere peso, sia perché può aiutare gli studenti a concentrarsi e a studiare per periodi di tempo più lunghi, o anche per il suo uso come droga ricreativa.

Il metilfenidato è sconsigliato ai pazienti che fanno uso di inibitori delle monoamino-ossidasi (per esempio, Nardil) o ai pazienti con patologie cardiache, glaucoma e disturbi d'ansia.

Non stimolanti

Per preferenze personali, problemi di salute o per evitare il potenziale di dipendenza degli stimolanti, non tutti possono o vogliono assumere stimolanti per trattare l'ADHD. Purtroppo sono disponibili meno ricerche sull'efficacia dei non stimolanti.

I non stimolanti attualmente disponibili sono:

- Viloxazine (Qelbree): È un inibitore selettivo della ricaptazione della noradrenalina; ha effetti collaterali simili a quelli del metilfenidato, ma non ha un potenziale di dipendenza, probabilmente perché non sembra avere effetti sul sistema dopaminergico, che svolge un ruolo importante nella dipendenza.

- Atomoxetina (Strattera): Inibisce la ricaptazione della noradrenalina bloccando i trasportatori presinaptici della noradrenalina; ha effetti collaterali simili al metilfenidato e può causare problemi al fegato. Non ha lo stesso potenziale di dipendenza del metilfenidato. Migliora la vigilanza, l'attenzione e la memoria.

- Bupropione (Wellbutrin, Zyban): Questo farmaco viene solitamente prescritto per la depressione. Si tratta di un antidepressivo atipico che agisce inibendo la ricaptazione della noradrenalina e della dopamina, con effetti simili a quelli del metilfenidato senza il potenziale di dipendenza.

Attualmente, nessuna linea guida ufficiale raccomanda il bupropione per l'ADHD. È inoltre importante notare che, nei casi in cui viene utilizzato per trattare l'ADHD, possono essere necessarie diverse settimane prima che si manifestino gli effetti.

- Guanfacina (Tenex): Questo agonista alfa-2 adrenergico è stato approvato dalla FDA come alternativa terapeutica per l'ADHD. Per il suo funzionamento, la guanfacina non comporta il rischio di ipertensione come la maggior parte delle altre opzioni farmaceutiche per l'ADHD. Tuttavia, può causare sonnolenza, stanchezza, irritabilità, mal di testa e mal di stomaco.

- Clonidina (Catapres): Anche questo è un agonista alfa-2 adrenergico ed è usato principalmente per trattare l'ipertensione, ma può essere usato anche per trattare l'ADHD per gli stessi motivi della guanfacina. La clonidina funziona meglio insieme al metilfenidato per contrastare l'effetto collaterale dell'insonnia.

Terapia

Le ricerche dimostrano che la terapia ha risultati positivi per le persone con ADHD ed è l'approccio terapeutico consigliato per i bambini piccoli. La terapia può riguardare molti aspetti della vita di una persona con ADHD, come la scuola, i rapporti interpersonali, le relazioni familiari e il funzionamento generale.

Quando si prende in considerazione una terapia per sé o per il proprio figlio, è consigliabile rivolgersi a professionisti specializzati in ADHD. Purtroppo la terapia può essere costosa e alcuni terapeuti e psichiatri hanno lunghe liste d'attesa. Questo però non deve scoraggiare, perché ci sono molte opzioni disponibili.

Terapia cognitivo-comportamentale (CBT)

È uno degli approcci terapeutici più comuni e può essere applicato a un'ampia gamma di condizioni di salute mentale. La filosofia principale della CBT è che la maggior parte delle percezioni negative di sé e dei sintomi sono causati da pensieri negativi rivolti a se stessi, che portano a problemi di funzionamento nella vita quotidiana. La CBT agisce modificando la cognizione nel tempo, ovvero cambiando le convinzioni distorte in schemi di pensiero più sani e sviluppando competenze su come reagire alle situazioni negative. Questo, a sua volta, porta a una migliore regolazione emotiva, a una maggiore fiducia in se stessi e a un aumento del senso di autostima, che aiutano la persona a essere più funzionale nella vita quotidiana.

Vengono anche insegnate strategie di coping per aiutare le persone ad affrontare le situazioni difficili e le strategie di coping malsane vengono sostituite con altre più sane. Ad esempio, si disegna e si scrive un diario invece di prendere a pugni il muro o di urlare contro qualcuno.

La CBT è spesso composta da sei fasi:

1. Valutazione psicologica: Di solito avviene durante il primo appuntamento ed è il modo in cui vengono determinate tutte le esigenze del paziente.

2. Riconcettualizzazione: È il processo in cui il terapeuta, il consulente o lo psichiatra iniziano a guidare il paziente a identificare e modificare i propri pensieri negativi.

3. Acquisizione di competenze: In questa fase, il paziente apprende strategie di coping più adeguate e impara a riconoscere le cognizioni distorte e a correggerle.

4. Consolidamento e applicazione delle abilità: In questo processo, il

paziente viene sfidato ad applicare le sue abilità nelle normali situazioni quotidiane.

5. Mantenimento: L'operatore continua a guidare il paziente e a fornirgli supporto, seguendone i progressi e affrontando eventuali battute d'arresto.

6. Follow-up della valutazione post-trattamento: una volta che sia il curante che il paziente sono soddisfatti dei suoi progressi, gli appuntamenti regolari non sono più così necessari. L'operatore si recherà a controllare come sta il paziente e se si sono verificate ricadute nella cognizione negativa.

Psicoterapia interpersonale (IPT)

A differenza della CBT, che di solito è un processo continuo e a lungo termine, l'IPT si svolge in un periodo di tempo limitato: 12-16 settimane. L'IPT è influenzata dalla CBT in termini di modalità di esecuzione, ma si concentra maggiormente sulle teorie dell'attaccamento, sulle relazioni personali e sugli eventi significativi della vita.

La teoria dell'attaccamento si concentra sulle relazioni del paziente con gli altri e sul fatto che siano disadattive, mentre la teoria interpersonale si concentra sulla comunicazione dell'individuo e su come questa influisca sulle sue relazioni.

Per quanto riguarda l'ADHD, l'IPT si applica meglio quando i rapporti con la persona con ADHD sono tesi, quando questa fatica ad affrontare i cambiamenti della sua vita (ad esempio, il passaggio alla scuola superiore o all'università) o quando fatica a formare relazioni significative.

Terapia familiare

Come suggerisce il nome, questa forma di terapia coinvolge la famiglia dell'individuo con problemi di salute mentale e l'individuo stesso. Questo per garantire che la persona neurodiversa riceva il sostegno di cui ha bisogno a casa, educando i membri della famiglia e dotandoli delle migliori strategie per sostenere e interagire con il loro caro.

L'obiettivo non è solo quello di migliorare le relazioni all'interno della famiglia, ma anche di garantire il benessere di ogni membro, non solo dell'individuo neurodivergente. Avere una rete di supporto adeguata migliora notevolmente la capacità di una persona con ADHD di funzionare ed eccellere nella vita.

Il numero di sessioni e la combinazione di membri della famiglia da includere dipende dalla situazione.

Psicoeducazione

Questa forma di intervento viene solitamente applicata nei casi gravi di condizioni di salute mentale. Per molti versi, può essere simile alla terapia familiare, in quanto pone l'accento sulla fornitura di informazioni sul disturbo diagnosticato, in questo caso l'ADHD. L'operatore sanitario che supervisiona la sessione fornirà informazioni su ciò che ci si deve aspettare e sui trattamenti disponibili. Il suo scopo è quello di fornire sostegno e comprensione.

Formazione sulla gestione dei genitori (PMT)

Si tratta di una forma di formazione che ha l'obiettivo di preparare i genitori a gestire i loro figli difficili e può includere il modo in cui sostenere adeguatamente il loro bambino con ADHD. La PMT è efficace solo se i genitori sono disposti a imparare e non hanno pregiudizi nei confronti della salute mentale o della terapia.

La PMT cerca di insegnare ai genitori come disciplinare i propri figli attraverso il rinforzo positivo, premiando i comportamenti corretti. I genitori sono incoraggiati a scegliere un singolo comportamento alla volta come obiettivo principale e viene loro insegnato come affrontarlo a piccoli passi. Inoltre, insegna ai genitori quali comportamenti evitare, come le urla e il biasimo, fornendo alternative migliori.

Inoltre, vengono insegnate ai genitori strategie per aiutare i figli a sviluppare la fiducia in se stessi e a fornire loro un'assistenza adeguata nei compiti scolastici e in altri problemi con cui potrebbero avere difficoltà.

Questo addestramento viene solitamente effettuato da un terapeuta qualificato.

Formazione sulle competenze

Sono disponibili diverse strategie terapeutiche per insegnare alle persone con ADHD, così come ai loro cari, alcune abilità per aiutarle a funzionare meglio. L'approccio e il tipo di formazione dipendono dall'individuo e dalle sue esigenze. Le abilità che vengono insegnate alle persone con ADHD includono:

- formazione sulle abilità sociali: consente alle persone di interagire in modo più appropriato con gli altri e di sentirsi più a proprio agio nei contesti sociali.

- formazione comportamentale: insegnare alle persone con ADHD come gestire in modo più positivo il comportamento causato dall'ADHD.

- training organizzativo: data la tendenza delle persone con ADHD a essere smemorate e a gestire male il tempo, vengono insegnate loro delle strategie per ricordare le attività e gli appuntamenti importanti e per tenerli sotto controllo. Fortunatamente sono disponibili molte applicazioni che possono aiutare le persone a organizzare la propria vita.

Trattamento delle comorbilità

Come ho già detto, le persone con ADHD sono più a rischio di sviluppare comorbidità come ansia, depressione, disturbi di personalità e così via. Se la comorbilità è grave e ha un impatto significativo sul funzionamento della persona, questa dovrebbe richiedere una diagnosi. Le strategie terapeutiche rimangono in gran parte le stesse e possono adattarsi alle esigenze della persona; tuttavia, sono disponibili altri farmaci per trattare molte condizioni di comorbilità. Di seguito illustrerò brevemente quelli più comunemente utilizzati:

- Inibitori selettivi della ricaptazione della serotonina (SSRI): Questa classe di farmaci è la prima linea di terapia per il trattamento della maggior parte dei disturbi mentali. Il loro meccanismo esatto non è noto, ma si ritiene che blocchino la ricaptazione della serotonina nella fessura sinaptica per garantire una maggiore disponibilità di serotonina all'organismo. Vengono generalmente prescritti per i disturbi d'ansia, il disturbo depressivo maggiore e il disturbo ossessivo compulsivo.

- Inibitori della ricaptazione della serotonina-norepinefrina (SNRI): Questi farmaci bloccano la ricaptazione della serotonina e della noradrenalina e vengono solitamente prescritti quando gli SSRI falliscono.

- Antipsicotici: Nei casi più estremi, gli antipsicotici possono essere prescritti per aiutare a stabilizzare l'umore quando la terapia antidepressiva da sola non è sufficiente. Gli antipsicotici tipici sono la vecchia generazione di farmaci e sono associati a effetti collaterali peggiori e a una minore tolleranza. Gli antipsicotici atipici sono la nuova generazione e hanno dimostrato di avere risultati ed effetti collaterali migliori. Come suggerisce il nome, sono utilizzati anche per trattare i sintomi psicotici.

Strategie aggiuntive

È quasi scontato che condurre una vita sana migliori l'umore e il funzionamento e il benessere generale. L'esercizio fisico non solo migliora l'umore, ma può anche contribuire ad allenare la coordinazione e il controllo motorio. Alcuni studi sostengono che l'esercizio fisico può migliorare la concentrazione e la memoria. Gli esercizi aerobici sono particolarmente utili.

Non ci sono prove scientifiche che le diete create appositamente per le persone con ADHD facciano la differenza, anche se è necessario condurre ulteriori ricerche. Una dieta generalmente equilibrata e l'assunzione di molta acqua sono consigliate a chiunque, indipendentemente dal fatto che sia affetto da ADHD.

CAPITOLO 5: SOSTENERE UNA PERSONA CARA CON ADHD

Se conoscete qualcuno a cui è stata diagnosticata l'ADHD e volete aiutarlo e sostenerlo nel miglior modo possibile, questo capitolo è per voi. Che siate genitori, fratelli o amici premurosi, questo capitolo vi fornirà alcune linee guida generali su come aiutare una persona con ADHD e migliorare il vostro rapporto con lei.

Genitori e tutori

Le prime persone ad essere colpite dall'ADHD di un bambino sono di solito i suoi genitori. La diagnosi di ADHD può causare molte emozioni e preoccupazioni. Ci si può preoccupare di come si inserirà a scuola, di quali saranno i suoi voti e dell'impatto che avrà sul suo futuro. Come genitori, la cosa più importante da fare è essere presenti per il proprio figlio e fornirgli tutto l'amore, le cure e il sostegno possibili.

La prima cosa da fare nei confronti di un bambino con ADHD è accettarlo. Non possono fare a meno di avere l'ADHD e non è colpa vostra o di altri. Se vi agitate, non farete altro che far sentire vostro figlio rifiutato e peggiorare i suoi sintomi.

Dovreste cercare di capire quando vostro figlio si comporta intenzionalmente male e quando le sue azioni sono causate dall'ADHD. Potrebbe non essere facile, ma disciplinare il bambino per ogni comportamento che viene etichettato come "cattivo" può indurlo a ribellarsi o a ritirarsi e può ridurre la sua fiducia in se stesso. La mancanza di disciplina, d'altra parte, incoraggia un comportamento scorretto e non necessario, e azioni che possono danneggiare gli altri e se stessi. Cercate di trovare l'intenzione dietro le loro azioni.

Informatevi il più possibile sull'ADHD, in particolare sul tipo di ADHD di vostro figlio. Partecipate alla terapia per voi e per vostro figlio, in modo da essere il più preparati possibile alla maggior parte delle eventualità. Se ritenete che sia necessario assumere dei farmaci, parlate con i medici e gli specialisti giusti delle loro raccomandazioni e monitorate la risposta di vostro figlio.

Anche se diventa più difficile con l'avanzare dell'età, rimanete coinvolti nella vita dei vostri figli e fate in modo di sapere cosa succede loro. Passate del tempo con loro, anche solo guardando un programma televisivo insieme. Cercate di creare uno spazio sicuro in cui si sentano a loro agio nel parlare di ciò che provano e di ciò che li mette in difficoltà. Non fate finta che non ci sia nulla di sbagliato e parlate apertamente della loro diagnosi di ADHD e delle loro difficoltà. Controllate il loro comportamento ogni volta che vi sentite a vostro agio (a nessuno piace un genitore prepotente, quindi quando vostro figlio chiede spazio, concedeteglielo). Cercate di essere emotivamente neutrali e aperti quando si rivolgono a voi per chiedere aiuto, perché arrabbiarsi o arrabbiarsi può aggiungere benzina al fuoco. Siete probabilmente la rete di sicurezza e la principale fonte di sostegno di vostro figlio.

Scoprite come l'ADHD influisce su vostro figlio. L'esperienza di ognuno è diversa e ogni persona con ADHD lotta con aspetti diversi. Se la difficoltà maggiore è quella di fare amicizia, parlatene con loro e cercate di offrire o trovare aiuto.

Se possibile, cercate di iscrivere vostro figlio in una scuola che sia favorevole ai bambini con ADHD. Discutete dell'ADHD con il preside e gli insegnanti e cercate di elaborare un piano che vada bene per vostro figlio. Informatevi spesso presso gli insegnanti per sapere come sta andando vostro figlio, nel caso in cui a casa non vi dicano sempre tutto.

Sembra che non riescano mai a decidere? Le persone con ADHD hanno la tendenza a cambiare rapidamente interesse. Il bambino potrebbe voler provare a giocare a tennis, ma perdere interesse nel giro di un mese e voler improvvisamente cimentarsi con la chitarra. È importante incoraggiarlo a provare cose diverse, ma anche insegnargli la disciplina e il valore dell'impegno e della dedizione a un singolo compito. Non spendete troppo: vedete come va prima di comprare a vostro figlio una chitarra nuova di zecca perché sta attraversando una fase.

Cercate di dire loro solo una cosa alla volta. I bambini con ADHD sono facilmente sovrastimolati e sopraffatti, quindi se volete trasmettere qualcosa, fatelo a piccoli passi e siate il più pazienti possibile. Ricordate che di solito non fanno intenzionalmente i difficili. Se dovete portarli in un posto in tempo, prevedete del tempo in più se sapete che il bambino si sente sopraffatto dalla fretta.

Non dovete farlo da soli. Esistono gruppi di sostegno e centinaia di forum online in cui è possibile condividere e chiedere consigli ad altri genitori con figli affetti da ADHD o addirittura a persone affette da ADHD stesse. Non cercate di essere dei supereroi. Se possibile, chiedete aiuto ad amici o familiari e informateli sull'ADHD per trovare il sostegno migliore per voi e per vostro figlio.

Partner

Tutte le relazioni richiedono lavoro e tutte le relazioni hanno aspetti facili e aspetti difficili. La relazione con una persona con ADHD presenta sfide e vantaggi unici. Non dovrebbe essere qualcosa che vi spaventa.

Se notate nel vostro partner sintomi simili all'ADHD, come dimenticanze, distrazione, comportamento irrequieto e agitato, tendenza a sbagliare gli oggetti o a parlare senza pensare, e il vostro partner non ha menzionato una diagnosi di ADHD, chiedeteglielo se siete abbastanza a vostro agio l'uno con l'altro e in una fase di fiducia della vostra relazione. Se non hanno ricevuto una diagnosi, suggerite loro di rivolgersi a un professionista. Non forzateli, ma siate gentili e compassionevoli. Non tutti si sentono a proprio agio nel parlare di salute mentale, oppure possono provenire da un ambiente che si oppone alla terapia. Siate il più possibile amorevoli e incoraggianti e, se tutto va bene, prenderanno la decisione di farlo.

Se al vostro partner è stata diagnosticata l'ADHD, potreste chiedervi cosa fare con questa informazione. Il punto di partenza più semplice è accettarlo e non giudicarlo. È nato con l'ADHD e non può farci niente. L'ADHD dura tutta la vita e non può essere curata, ma può essere gestita con la terapia, i farmaci o entrambi.

Imparate tutto il possibile sull'ADHD. Su Internet ci sono molti siti affidabili sull'ADHD, dove è possibile familiarizzare con i sintomi e la terminologia. Chiedete al vostro partner quali sono le sue esperienze e le sue sfide e come si sente nei confronti dell'ADHD.

Individuate quando sono i sintomi dell'ADHD a farvi commettere errori o a ferirvi involontariamente. Per esempio, se dimenticano ripetutamente il vostro anniversario o se dovete sempre ricordargli di prendere le chiavi, è l'ADHD, non loro. Le persone con ADHD sono spesso molto imbarazzate per i loro sintomi e per l'effetto che hanno sugli altri e possono compensare in modo eccessivo, compiendo gesti d'affetto esagerati o scusandosi per tutto. Tuttavia, se il vostro partner vi ferisce volontariamente e non si assume la responsabilità delle sue azioni, non lasciate che la vostra salute mentale ne risenta. Siete lì per sostenerlo e amarlo, non per aggiustarlo, per fargli da genitore o da sacco da boxe. Alla fine della giornata, devono assumersi la responsabilità della loro condizione.

Non sono pigri. A volte la disfunzione esecutiva può rendere incredibilmente difficile svolgere anche i compiti più semplici, come raccogliere i vestiti dal pavimento. Ciò è probabilmente dovuto a una disfunzione della motivazione. È un problema di cui si parla raramente nei soggetti con ADHD. Quando ciò accade, date loro il tempo di superare il "blocco".

Il vostro partner potrebbe avere un milione di hobby, passando da uno all'altro quando la sua attenzione e i suoi interessi si spostano. Molte persone con ADHD tendono a sovrastimare il tempo necessario per realizzare nuovi progetti o per rimanere interessati e spesso sono troppo impazienti per "iniziare da piccoli". È giusto avere degli hobby - dovreste incoraggiare gli interessi del vostro partner - ma teneteli d'occhio e assicuratevi che non investano troppo finanziariamente in qualcosa che potrebbe durare solo un mese.

Imparate le strategie organizzative e di comunicazione che vi aiuteranno entrambi. Se sono smemorati, ad esempio, mettete dei promemoria grandi e ben visibili in tutta la casa o l'appartamento. Esistono anche applicazioni che possono fornire promemoria e aiutare a tenere traccia di appuntamenti, compiti e date importanti. Se il vostro partner ha difficoltà a essere puntuale, impostate tutti gli orologi qualche minuto prima e prevedete nei vostri programmi del tempo extra per fare da cuscinetto.

Scoprite quali sono i loro punti di forza e sviluppate una routine in cui i loro punti di forza brillano, in modo da poter gestire le responsabilità nelle circostanze in cui tendono a fare più fatica. Ad esempio, se il partner ha difficoltà a fare la spesa ma gli piace pulire la casa, dividete le responsabilità di conseguenza. Se entrambi avete difficoltà con un determinato compito, ad esempio cucinare, lavorate insieme per trovare un modo per farlo funzionare per entrambi.

Le incomprensioni e le comunicazioni sbagliate capitano anche alle coppie più neurotipiche. Quando succede, cercate di riderci sopra e di andare avanti. Serbare rancore per qualcosa di involontario vi renderà solo infelici e avrà un effetto negativo sulla vostra relazione.

Se il vostro partner è disposto a farlo, andate in terapia insieme. Potrete apprendere ulteriori strategie che saranno utili a entrambi, rafforzando la vostra relazione, e sarà un'ulteriore forma di sostegno.

Soprattutto, siate aperti, parlate tra di voi, ascoltate e siate pazienti e comprensivi.

Amici e fratelli

Amici e fratelli possono utilizzare la maggior parte degli stessi consigli del partner. La quantità di informazioni che un amico o un fratello con ADHD è disposto a condividere con voi rispetto a un partner può essere diversa, quindi tutto dipende dal tipo di rapporto che avete.

Anche se non vivete insieme, controllate spesso il vostro amico o fratello per sapere come sta. Potrebbero dimenticarsi di rimanere in contatto, ma questo non significa che non tengano a voi. Molte persone con ADHD non sono in grado di rispondere alla corrispondenza e ai messaggi.

Se notate che un vostro amico o fratello sta attraversando un momento difficile o sta lottando con un particolare aspetto del suo ADHD, offrite supporto o aiuto. Forse potete alleviare alcuni dei loro fardelli. Magari hanno difficoltà a nutrirsi a causa di una disfunzione esecutiva che rende loro difficile cucinare, quindi pensate di offrirvi di cucinare qualche pasto per loro o di invitarli a pranzare con voi nei fine settimana. Ogni piccolo gesto è utile. Se non siete in grado di aiutarli, cercate di mandarli da qualcuno che possa farlo.

Stranieri

Potreste non sapere se un estraneo ha l'ADHD o meno solo in base al suo comportamento. La comune cortesia e il mettersi nei panni degli altri possono essere di grande aiuto. Non giudicate inutilmente una persona in base al suo comportamento, perché non sapete cosa sta affrontando o passando.

A meno che qualcuno non abbia intenzionalmente cercato di farvi del male o vi abbia quasi causato un danno per negligenza, il confronto non è necessario. Fermatevi sempre a considerare se il comportamento dell'altra persona aveva davvero l'intenzione di nuocere o se si è trattato di un piccolo inconveniente causato involontariamente.

Alla fine della giornata, trattate gli altri con rispetto e gentilezza e allontanatevi se non ricambiano la cortesia. Siate pazienti se notate che qualcuno è in difficoltà e offrite aiuto o anche una parola gentile se potete darla.

CONCLUSIONE

L'ADHD ha avuto un percorso interessante rispetto ad altre patologie mentali, dal dibattito sulla sua esistenza o meno al suo controverso trattamento sotto forma di Ritalin. La storia americana ha avuto uno strano ruolo nell'aumentare la consapevolezza dell'ADHD, in particolare durante la Guerra Fredda e la determinazione degli Stati Uniti a rimanere una potenza mondiale. Anche se le loro ragioni non erano necessariamente a favore di coloro che lottavano con l'ADHD, hanno portato a una maggiore ricerca sull'ADHD.

L'ADHD sembra essere spuntata dal nulla negli anni '50, ma questo non significa che sia un'invenzione. Come per altri disturbi mentali, con il miglioramento dei metodi e della ricerca psichiatrica, la nostra comprensione del cervello umano e del suo funzionamento è migliorata, aiutandoci a identificare le persone in difficoltà e i loro problemi. Le persone non sono diventate improvvisamente più malate; le tecniche diagnostiche e di trattamento sono semplicemente migliorate. In un passato non troppo lontano, chiunque non fosse considerato "normale" veniva ricoverato in un manicomio dove poteva essere tenuto lontano dal resto della società e non essere un "peso". Tutto veniva etichettato come una forma di follia e le strategie terapeutiche dell'epoca non erano sempre appropriate.

Per fortuna, noi esseri umani siamo in costante ricerca, miglioramento e crescita.

A prescindere dall'opinione pubblica sulla validità di una diagnosi di ADHD, ci sono persone che lottano con questi sintomi e molte di loro non ricevono il trattamento e il sostegno di cui hanno bisogno. Con il cambiamento della tolleranza nei confronti delle malattie mentali e la maggiore attenzione delle società alla salute mentale, questa situazione sta fortunatamente cambiando e il mondo sta gradualmente facendo spazio ai neurodivergenti.

Sebbene l'ADHD possa avere un impatto significativo sul normale funzionamento e sulle relazioni, c'è speranza. Con la terapia e l'opzione dei farmaci, oltre all'apprendimento di abilità gestionali e organizzative, le persone con ADHD possono condurre una vita soddisfacente.

Dobbiamo smettere di cercare di costringere le persone con ADHD a comportarsi in modo più neurotipico e iniziare invece a concentrarci su come aiutarle a utilizzare i loro punti di forza e le loro abilità naturali. Se smettiamo di demonizzare le persone con ADHD e iniziamo a sostenerle, cambierà la loro percezione di sé e potranno diventare membri della società.

È evidente la necessità di approfondire la ricerca sulle cause dell'ADHD e di trovare alternative terapeutiche più sicure agli stimolanti. Inoltre, il sistema educativo standard non è in grado di insegnare ai bambini neurodivergenti e un sistema più flessibile deve sostituire quello attuale, ormai obsoleto. Anche i sistemi educativi hanno bisogno di maggiori finanziamenti e di personale attrezzato per affrontare i bambini neurodivergenti. Sulla scia di una pandemia mondiale in cui molte persone non hanno avuto accesso alle consuete fonti di sostegno e di aiuto, è evidente la necessità di sviluppare servizi terapeutici e sanitari a distanza efficienti.

L'opinione pubblica sull'ADHD può cambiare solo continuando a educare e informare ed evitando le sovradiagnosi con l'aiuto di medici competenti. È inoltre necessario migliorare la diagnosi delle ragazze con ADHD, poiché molte di esse passano inosservate e non ricevono mai una diagnosi o la ricevono solo in età adulta, quando avrebbero potuto ricevere il sostegno di cui avevano bisogno molto prima.

Infine, alla persona con ADHD che sta leggendo questo articolo: Non è colpa tua e non hai fatto nulla di male. L'ADHD non è qualcosa che devi nascondere o di cui devi vergognarti. Vivere con l'ADHD è un processo di apprendimento che dura tutta la vita; a volte si fa un passo avanti e due indietro. E va bene così.

Se pensate che voi, un amico o un familiare possiate avere l'ADHD, andate a farvelo diagnosticare o incoraggiateli a farlo! E ricordate di essere gentili e pazienti con voi stessi.

Milton Keynes UK
Ingram Content Group UK Ltd.
UKHW020320021124
450424UK00013B/1358

9 781963 815719